我们 为什么 还没有死掉？

免疫系统漫游指南

[澳]伊丹·本-巴拉克 著

傅贺 译 倪加加 校

Why Aren't We Dead Yet?

The Curious Person's Guide to the Immune System

Idan Ben-Barak

U0280043

重庆大学

献给妈妈

宇宙中充满了神奇的东西，耐心地等待着我们变得更为睿智。

——艾登·菲尔伯茨（Eden Phillpotts），

《阴影过隙》（*A Shadow Passes*）

目 录

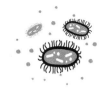

Ⅰ　致中国读者

Ⅲ　引 言

001　**第一章 相遇的时刻**

我们还没有死掉，是因为我们每个人都有免疫系统，你看，它有好几层防线来抵御感染。本章我们将会简要地回顾一下免疫系统都有哪些组成要素，它们的工作机制是怎样的。

037　**第二章 发育的过程**

我们还没有死掉，是因为免疫系统从我们还是受精卵的那一刻起就开始缓慢地发育，在内部和外部各种刺激的辅助下，变成了今天的样子。母亲对这个过程贡献很大，等你读完这一章，你会以一种全新的眼光看待母婴关系。

067　**第三章 演化的历史**

我们还没有死掉，是因为我们的免疫系统已经演化了数亿年，从我们的祖先还是一个小不点动物的时候开始，通过与周遭不断演化的环境进行互动，我们的免疫系统逐渐形成。

113　　**第四章　研究的历程**

　　　　我们还没有死掉，是因为人们在不断探索疾病、健康和免疫的机制，而且不断有新的发现，这使得人类可以控制疾病，降低死亡率。本章我们会对免疫学历史上一些有趣的进展、辩论和错误进行细致分析，回顾我们的认识是如何发展成今天的样子的。

149　　**第五章　干预的时代**

　　　　我们大多数人还没有死掉，是因为现在我们可以对彼此做一些之前做不了的事情来延续我们的生命。

171　　**结　语　免疫的未来**

　　　　我会简短地谈谈未来可能会出现的让我们长生不老的东西。当然，前提是，我们能够活到那一天。挺住。

188　　**致　　谢**

190　　**术语表**

197　　**拓展阅读**

199　　**译者致谢**

致中国读者

这本书谈的是西方概念下的免疫学——它是什么，它是如何工作的，它是如何演化、发育而来的，它是如何被发现的，以及未来可能会出现什么。

我知道还有别的方式来思考免疫学，比如中国传统医学实践背后的理论。我也知道——而且非常清醒地知道——我对中医的思考模式知之甚少，如果我竟不自量力地来探讨这些理论，无异于班门弄斧，只会贻笑大方。

但是我会这么说：随着我们的世界联系得越来越紧密，在过去可以独立发展的不同的思考与实践模式，在今天，不可避免地会发生接触。比如，世界卫生组织 2018 年 6 月刚刚发布了最新的《国际疾病与相关健康问题统计分类第 11 次修订版》（International Statistical Classification of Diseases and Related Health Problems 11th Revision），简称为 ICD-11，这个数据库是全世界医生和健康从业者的参考标准。目前，ICD-11 正在测试阶段，将于 2022 年生效。第 11 次修订版里新增了一章，专门讨论东方传统医学的症候与模式分类——在之前，这是没有过的。

正如我在引言里所说，这不是一本健康指南。如果你哪里不舒服了，请咨询医生。我感兴趣的问题是，当有着根本差异的思维模式与实践相遇并展开互动的时候，会发生什么。它们会彼此竞争？会拒斥、整合、杂交、平衡？还是以上都有？在身体试图维持健康的过程中，所有这些动态变化在随后的章节里都会出现。不远的将来，人类又将如何保障自身的健康呢？

伊丹·本 - 巴拉克

2018 年 12 月 30 日

引　言

　　当我们环顾四周，目力所及之处，皆潜伏着无数细菌，它们伺机侵入我们的身体，试图从温暖宜居的环境、可口的蛋白和丰富的能量来源里分一杯羹。由于肉眼无法看到这些微生物，我们也许会忽视它们，但是电视里的清洁剂广告和新闻报道却时刻提醒我们，在门把手上、超市手推车上、电脑键盘上、厨房的桌台以及枕头上，到处都有它们的身影——疾病离我们只有一步之遥。如果只听倡导卫生人士的话，你也许会觉得，世界如此凶险，我们能活下来真是个奇迹呢。

　　没错，这的确是个奇迹。这个精彩绝伦、错综复杂但也会惹出麻烦的奇迹，就是免疫系统。本书说的就是它。不过，先做一点澄清：本书不提供任何健康指南，不会教你如何减肥节食、如何让秀发更亮丽，不会传授容颜永驻的秘诀，不会让你冬天少得流感，不会帮你支付信用卡，也不会帮你提高学习成绩。我自己对所谓的"有用信息"有点过敏，因此在本书里能不提就不提。我最喜欢免疫系统的原因之一，就是它不需要我们的关注也能正常工作。它在私底下悄悄地运行，像是一位默默无闻的清道夫，只有出乱子时才会引起你的关注。

如果你真想知道养生的不二法门，答案就是：吃好，睡好，多运动，适度饮酒，不抽烟，不抽大麻，接种疫苗，不要太在乎干不干净。如果你还想知道更多细节，请移步当地书店或图书馆的"健康"专区，那里有浩如烟海的书籍供君阅览。

说到阅读本书的好处，我希望，本书能时不时让你开怀一笑（临床表明，多笑笑有益健康），甚至帮你理解几样事情，并对它们有一点儿更深刻的认识（其实这可能对你不见得是好事）。仅此而已，抱歉。

事实上，你对免疫学的理解已经相当不错了。是的，没开玩笑，你不必否认，从你呼吸的方式我就看得出来。即使你一下子想不起来抗原和抗体的区别，记不清细胞因子有什么作用，你的身体仍然很清楚谁是谁、谁在做什么、要去哪里，也知道之前发生过什么、下一步又要做什么。如果你的身体不是非常精通免疫学，你可能早就死掉了。就这么简单。

但是，我们为什么还没死掉呢？

任何开放性的问题往往都有不止一种答案。显然，一种回答是，你还没死掉是因为你没有被行进中的列车撞到，或者没有被纷飞的子弹击中，等等。但是，这些回答偏离了本书的主旨。我关注的是疾病——毕竟，我们大多数人最终都会死于疾病——特别是传染病；我的问题是，既然世界上有这么多可怕的疾病可能会降临到我们身上，但我们大部分人不仅活着，而且还活得健健康康的，并没有躺在病床上苟延残喘——这到底是怎么回事？

当然，这个问题也可以从几个层面来回答，本书的各个章节对此做了尝试。纵观全书，我希望这些回答能从免疫系统的角度，比较完整地呈现生命与环境的关系。

本书第一章给出的回答是，"我们还没死掉，是因为我们每个人都有免疫系统，你看，它有好几层防线来抵御感染"。然后我会简要地回顾一下免疫系统都有哪些组成要素，它们的工作机制是怎样的。

这很好，一定程度上能够满足我们的好奇心，但是只说一句"我们有它，就是这样"在某些情况下不会令一些人满意（比如警察、税务官以及我们的父母）。他们还想知道，我们是怎么一开始就有它的。因此，第二章给出的回答是，"我们还没死掉，是因为免疫系统从我们还是受精卵的那一刻起就开始缓慢地发育，在内部和外部各种刺激[1]的辅助下，变成了今天的样子"。母亲对这个过程贡献很大——等你读完这一章，你会以一种全新的眼光看待母婴关

1　刺激：一个挺美好的、听起来无害的小词，对不对？稍后你就会知道，它所指的内容可能相当恶心。

系。话先说在前头喽。

　　第三章的回答由此更进一步，从个体的层面拓展到物种演化的范畴。在大多数教科书和畅销的健康指南中，我们的免疫系统往往被呈现为——它就在那里，似乎人类一直就有它。畅销书籍也许会试着告诉我们如何保证它的正常运转，医学书籍会教导专业人员如何应对免疫系统不工作的情况。充其量，一本书会描述一番免疫系统在我们一生中的发育状况。这很好，是常识途径，也无可厚非。但我想，我们可以稍稍开阔一下视角，所以，第三章的回答是："我们还没死掉，是因为我们的免疫系统已经演化了数亿年，从我们的祖先还是一个小不点动物的时候开始，通过与周遭的（而且也在不断演化的）环境进行互动，我们的免疫系统逐渐形成。"

　　也许我还可以接着说："我们还没死掉，是因为 140 亿年前宇宙诞生了，然后……"但是，这就把"免疫学"的概念扯得太远了，即便是最不着调的阐释也不至于此。因此，第四章采取了不同的视角来看待我们为生存和健康所做的斗争，回答是："我们还没死掉，是因为人们在不断探索疾病、健康和免疫的机制，而且不断有新的发现，这使得人类可以控制疾病，降低死亡率。"

　　当然，关于这个问题，显然有一个更合适的回答——早在人类对健康和疾病有任何了解之前，我们就已经在繁衍生息了——但是，如果你纵观人类历史上的死亡率，毫无疑问，如果不是由于医学的进步，特别是通过抗生素和疫苗[1]来对抗传染病，今天的大多数人恐怕都活不下来。我会对免疫学历史上一些有趣的进展、辩论和错误（嗯，是的）进行细致的分析，回顾我们的认识是如何成为今天的样子的——当然，这远远不是最终定论。

当写下这些文字的时候，我正坐在墨尔本的一家图书馆里，步行几分钟就是沃尔特和伊莱扎·霍尔研究所，弗兰克·麦克法兰·伯内特（Frank Macfarlane Burnet）曾在此工作多年。从 1949 年起，他在这里发展出了免疫系统识别"自我与非我"的概念——这是一个解释力很强大的框架，主导了免疫学的后续发展，他也为此荣膺 1960 年的诺贝尔生理学或医学奖。不过，"免疫自我"的概念现在受到了新发现和新问题的挑战。免疫系统是否把它接触到的所有物质都认为是"自我或非我"？我会在第四章里谈到伯内特的工作，但是，你会看到，与这个概念相抵牾的例子在本书其他章节也会出现。

关于科学研究的进步，第五章给出了更进一步的回答，"我们大多数人还没死掉，是因为现在我们可以对彼此做一些之前做不了

1　如果你碰巧是抵制疫苗运动的铁杆成员：你好，最近还不错吧？现在，请把书合上，放回书架，然后走开。不要回头。继续阅读本书对你我没有任何好处。你也许认为我是个被洗脑的傻瓜，或者被大型医药企业收买了，随便你怎么想吧。祝你平安。

的事情来延续我们的生命"。我们会打针;我们进行器官移植;我们喂孩子,亲吻爱人,打喷嚏时小心翼翼地避开他们;即使他们得了重病,我们也会告诉他们问题不大(他们也的确就感觉问题不大,但这个话题会引起很大的争议,稍后再提);如此等等。我们将会在第五章里探讨这些问题。

最后,作为尾声,我会简短地谈谈未来可能会出现的让我们长生不老的技术。当然,前提是,我们能够活到那一天。挺住。

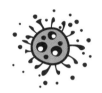

第一章 相遇的时刻

我们还没有死掉，是因为我们每个人都有免疫系统，你看，它有好几层防线来抵御感染。本章我们将会简要地回顾一下免疫系统都有哪些组成要素，它们的工作机制是怎样的。

本来，事情是很简单的。

在远古时代，疾病是诸神的旨意，或者是上帝的旨意，再或者——如果你是一个理性的、顽固的、懂点医学、在乎证据的人，你也许会认为疾病是源于人体内四种体液的不平衡。[1] "四体液说"听起来有点道理，也很实用，容易诊断，方便治疗。只不过，它完全错了。

比起古人，我们今天的认识要进步多了，想必你也注意到了。稍后我还会谈到这些进步，但是就目前而言，可以放心地说，人类对于疾病的机理和成因起码有了一部分的理解——而且就目前我们所理解的而言，疾病的机理和成因并不简单。假如古代的某位学者穿越到今天，阅读现代的医学教科书，他最感到吃惊的可能是我们现在对健康与疾病的理解是何其复杂，简直匪夷所思，令人抓狂。人们不再谈论魔鬼、神意或胆汁过量，取而代之的是细菌、病毒、毒素、自由基、白细胞、抗原、抗体、细胞因子、化学因子、主要组织相容性复合体分子、多变结合重组、高变抗原结合位点和 CD25+ 调节性 T 细胞……真让人眼花缭乱。

更麻烦的是，有些疾病是通过遗传或者传染引起的，还有些疾病是身体自身的运作出了问题导致的，更多的疾病则是由上述多种

1　黑胆汁、黄胆汁、黏液和血液。

因素共同导致的。比如，有些癌症是会传染的（我会在第五章里提到），或者，你可能会因蚊子叮咬而染上疟疾——除非你的基因组里碰巧有一些特殊的遗传突变，让你生来对这种疾病具有免疫力，等等。我们了解得越多，似乎就越难以界定疾病。

　　我们假想出的这位古代学者，读着今天的医学教科书，也许不免会疑惑：人体生病的机制为何如此复杂？罪魁祸首是一种看不见的病原体，但是还得通过另一种生物体，有时候是通过另外两种生物体，迂回曲折地在人群中传播，这一切究竟意味着什么？

　　"除非用演化的眼光来看，否则生物学中的一切都没有道理。"——狄奥多西·杜布赞斯基（Theodosius Dobzhansky）曾在一篇著名的文章中如是写道。对于生命世界中令人难以置信的复杂性，查尔斯·达尔文（Charles Darwin）[1] 提出的演化理论是唯一令人满意的解释，因此，免疫学家已经把演化视角用于自己的研究领域，来理解为何免疫系统成了现在这个样子，以现在的方式工作。我稍后会展开谈这一点。

　　与此同时，我也遇到了一个问题。这个问题，所有试图表达"该主题非常复杂"的作者都会遇到，那就是，仅仅说"这很复杂"并

1　别忘了阿尔弗雷德·拉塞尔·华莱士（Alfred Russel Wallace），如果达尔文没有成为达尔文，华莱士就会是另一个达尔文。

没有传递任何有效的信息，反而显得作者比较懒。另一方面，本书是写给列位读者阅读的——也许你是对免疫感兴趣的普通读者，也许你是兴趣广泛的学生。但这不是一本教科书，虽然事无巨细地详述种种细节会让你体会到免疫系统的复杂性，但现在的读者已经不能容忍这样的文字了，要是那样写，即使是我也会把这本书丢回书架，再也不去碰它。

那么，我该怎样传达"免疫系统很复杂"这层意思呢？

我们不妨转换一下思路：与其告诉你免疫系统很复杂，不如让你亲身体会一下，为了活下来，我们究竟需要一个多么复杂的免疫系统。现在，请准备好一支铅笔和一个记录本，试着回答这个问题：你将如何设计一个系统来保护身体不受伤害？

要构思这个复杂的免疫系统，你需要考虑到很多因素。首先，这套系统需要保护生物体不受外部生物的入侵或蚕食。鉴于此，一头冲向你的公牛可能会引起你"攻击或逃跑"的生理反应，但这跟免疫系统并没有关系。[1]同样，被鳄鱼吃掉也不属于免疫系统的管辖范围，因为鳄鱼是从外部进攻并直接把你吞掉。但是，如果有一种非常微小的鳄鱼，能渗入你的身体，钻进你的血液或者五脏六腑，在那里安营扎寨、大快朵颐、繁衍生息——这就属于免疫系统的管

---

1 如果公牛真的撞上你了，那么免疫系统会遇到无数有趣的挑战。

辖范围了。这种微小的寄生鳄鱼，就成为免疫系统需要对付的诸多入侵生物之一。

其次，免疫系统主要的任务不是应对有毒物质（它会起一点儿作用，但肝脏才是解毒的主要场所，而肝脏这个器官不属于免疫系统[1]），所以你只需要考虑生物类的物质，比如细菌、寄生虫和病毒（以及它们释放的许多物质）。正如你所知道的那样，你的周围到处都是微生物，时刻不停地想要入侵你的身体，所以你需要慎重对待它们。但是除了感染性的生物，免疫系统也会识别并消灭身体里的癌细胞。而且，你并不会排斥一切外来的物质——我们摄入的食物、呼吸的氧气都可以毫不费力地进入我们的身体。我们每一个人，一开始都寄居在我们母亲的子宫里，受到了友好的对待，因此你时不时还得需要准备好孕育胎儿，不让免疫系统失去控制对胎儿发起攻击。除此之外，我们的身体里也时时刻刻有上万亿个细菌在生活着，它们主要生活在我们的肠道和皮肤里。因此，你设计的免疫系统必须能够时刻区别自我、胎儿、朋友和敌人。

再次，它还需要进一步区分开不同的敌人。虽然它们被笼统地

---

1 肝脏不属于免疫系统，但肝脏内有免疫细胞、免疫因子，也具有免疫功能。——译者注

称为病原体（*Pathogens*，一个由两个希腊词根构成的词语，意思是"疾病的始作俑者"），但是病原体与病原体的区别可能很大，大到不亚于病原体跟我们的区别。细菌是一种微小的、独立的单细胞原核生物体；原生动物同样是独立的单细胞生物体，但是它们和我们一样，都是真核生物，这就使得区分人体细胞与原生动物（在杀死后者时又不伤害到人体自身）格外困难。另一方面，病毒根本没有细胞结构；它们实际上就是一团包裹在蛋白质外壳内的核酸（基因组），为了复制，它们必须进入宿主细胞，从内部挟持它，迫使它放弃原来的功能，成为一个生产病毒的工厂。然后还有多细胞的寄生虫（比如蛔虫）和真菌感染，除此之外，还有上文提到的人体自身的癌变细胞，它们失去了自我控制，野蛮增殖——任其发展下去，就会形成肿瘤。

免疫系统不能用一成不变的方式应对所有这些病原体，因为它们是不同的生物，出现在身体的不同部位，身体必须区别对待。在血液、肺部或是其他地方游荡的细菌，必须跟入侵宿主细胞的病毒区别开，也必须和肠道里的蛔虫区别开。免疫系统面对的挑战在于，要对每一种威胁做出针对性的反应（在针对所有这些疾病寻找处方、疫苗或是治疗方案时，医学科学家面临同样的挑战）。

所以，免疫系统必须能够准确地识别出各种各样的有害生物，并做出针对性的反应。[1] 那么，你知道有什么好办法？如果它能够记住曾经遇到过的病原体，并把它们的信息一一备案，然后，下次如果再遇到，就可以快速反应了。同时，它需要准备好对付那些先前从未遇见过的入侵者，因为，生活里少不了意外。另外，它还需要准备好对付那些在人类历史上从未出现过的崭新的入侵者，因为病原体也在不断演化。它还需要考虑经济成本，让身体能承受得起。它还不能添太大的麻烦，因为身体还需要维持自身的运转，但是每一次它又需要快速做出免疫应答，否则身体就完蛋了，因为病原体往往都复制得特别快。

鉴于上述所有这些考虑，当你匆忙记录下设计要点、计算大致财政预算和人力成本之后，你可能也发现了，这个订单可不大容易满足。诚然，我们的免疫系统也不完美。有时，它应付不了了，我们就会生病，然后我们会康复；有时，挑战过大，我们无法恢复；往往，免疫系统自己运行出错或者过度反应，我们就会患上所谓的"自身免疫综合征"。尽管如此，大多数人，在大多数时候，对于免

---

1 当我们说某某是病原体的时候，我们的意思是，它会让我们生病——你看，我们命名它们的方式不是根据它们是什么，而是根据它们对我们做了什么。这是一种糟糕的生物分类方式。不同的生物可能会引起几乎完全一样的疾病；某一种细菌可能完全无害，但它的一个近亲却会让你吃尽苦头。我们的免疫系统，永远的实用主义者，也在不停地想办法区分有害细菌和无害细菌。

疫系统受到的挑战都能应付无虞——在我看来，这已经非常值得骄傲了。我们的免疫系统是不是很棒？不妨自豪地拍拍你的胸口吧，胸腺就在下面哦。

看不见的元素

什么，你不知道胸腺在哪里，不知道它究竟是干什么的？没关系，不必太内疚。免疫系统的分布比较广泛，它的器官和功能往往位于体内奇怪的角落；[1] 难怪人类过了很久才意识到"哦，我们原来还有这么一个器官"。

换个角度来思考：如果心脏不能正常工作了，医学提供了心脏起搏器和心脏移植；如果肺不能工作了，你可以装上一个呼吸机；肾脏不工作了，可以进行人工透析；四肢出了问题，可以换上假肢；听力不好，可以戴上助听器；视力不好，可以佩戴眼镜或者进行激光矫正；肝脏不好，我们也可以移植（虽然目前我们还造不出人工替代品）。虽然大脑和神经系统目前还不能替换，但是外科医生还

1　我仍然记得自己第一次惊讶地了解到，相当一部分的免疫系统（以及红细胞的合成场所）发育是在骨髓里。"有没有搞错，你竟然把它放在了骨髓里？搞什么鬼？"你看，这就是我对演化理论最大的不满，它只会告诉你，事情就是这个样子的，你一点法子都没有。

是可以操起手术刀，做很多卓有成效的工作。

然而，如果免疫系统不工作了，我们没法进行移植或者替换。我们可以注入药物、增强剂和疫苗，但是，所有这些干预措施都必须经过免疫系统自身的处理。除了骨髓移植，我们无法对免疫系统的任何部分进行单独替换或移植。在不借助患者自身免疫系统的情况下，医生所能做的，就只有对环境进行消毒了。

免疫系统包括不同类型的分子、细胞、组织和器官，它们分布在身体的各个角落，维持着彼此之间以及与身体其他器官之间的复杂关系。免疫系统的执行机构在身体内时刻不停地巡逻，观察着任何风吹草动。[1] 我没有打算一一列举这些元件，但是我们不妨观察一下整套系统是如何运作的，这对我们会有启发。也许我们可以尝试换个角度来体验一下免疫系统。

1　人们在描述感染与免疫的时候，往往会使用一些军事词汇——身体是一个战场，成群结队的细菌擅自闯入，遇到了免疫细胞的顽强阻击，云云。这些类比顺手拈来，也有些用处，但是它们也有一些严重的缺陷，所以我会尽量小心地对待这些战争的隐喻。退一步讲，即使我们用"战争"的思维来看待免疫系统，按照我们现在对免疫系统的理解，它主要包括情报战、反情报战、阻断通信设备、不伤害平民、扰乱对手、伪装、设置诱饵、欺诈、兼顾后勤，等等，而不是像传统战争中的地面部队在战场上肉搏厮杀。在这个意义上，我们可以说，现代的战争形态终于赶上我们古老的免疫系统了。

病菌眼里的免疫系统

要开始免疫系统之旅，我们不妨把自己设想成病原体，从它们的角度来感受一下免疫系统。当然，这个思路免不了要打一点折扣，因为即便我们努力想象病原体是如何感受环境的（这一点也不尽然，因为我们的日常生活与肠道寄生虫的生活区别太大了），一个微生物在进入人体的时候会遇到无数看似不相关的威胁，都可能要了它的小命。所以在行进的过程中，我会时不时停下来，解释发生了什么。我也会提到，不同类型的病原体会引起不同的免疫应答。好了，我们开始吧。

现在，有一个细菌，它刚刚遇到了人类宿主——让我们跟紧它。大多数细菌根本不在乎人类；它们不会来烦我们，甚至不理会我们。不过，少数细菌却极为擅长在人类组织中生存繁衍，它们甘愿为了它们选择的生活方式而承担随之而来的风险。[1] 对那些侥幸攻克了人体防线的细菌而言，人体为它提供了极为优渥的资源——几乎无

1　不消说，细菌跟稍后要谈的其他病原体一样，是没有心智功能的。微生物不是人，它无所谓"善恶"，不会"渴望"什么东西，也不会"学习"或者"计划"。这些词汇属于人类，或者起码是有真正大脑的动物。一个微生物不会做判断，没有善恶感，也不会思考。它就是它，就是那样活着，以特定的方式对环境作出反应。最近有人提出，一群微生物会表现出一定意义上的"认知"能力，但这是另一个话题了，此处暂且不表。

穷无尽的食物，和温暖、稳定的环境，细菌需要的一切这里都有。

细菌可以从任何地方进入人体，但是很可能第一个接触点是皮肤——严格意义上讲，皮肤也是免疫系统的一部分，因为它为人体提供了一道由多层细胞组成的可靠的物理屏障，而且大多数时候都能有效抵挡病原体入侵。许多细菌只能走到这里，然后要么放弃就此死去，要么在皮肤上安营扎寨，靠着我们分泌的油脂和它能找到的一切营养生存。有时候，它们会让皮肤起疹子或者导致皮肤感染，但是正常情况下，它们跟无数生活在我们皮肤上的细菌挤在一起，不会给我们添什么乱子。不过，一旦皮肤出了问题——伤口、微小的切口、擦伤、蚊虫叮咬、烧伤，这都会成为病原体溜进身体的入口。

另外一种常见的进入方式是通过口腔。一些入侵者会直达肺部和呼吸道的其他部位；另外一些则会到肠道里去碰碰运气，要知道，肠道里本来就有无数熙熙攘攘的细菌了，它们被称为人体的菌群或共生细菌；还有一些会试图沿着人体消化系统的黏膜上皮细胞进入人体内部。

还有一些细菌会瞄准人体的下半身，有些会试图通过尿道进入，这真可谓是"富贵险中求"，但是它的优势是便于在人群之中传播。对某些离开人体就无法存活的病原体来说，这很重要（一个著名的例子是 HIV 病毒），因为它们必须等到现在的宿主与另外一个人有身体接触的时候才有机会传播到下一个宿主。

当一个病原体可真是不容易，它们的生存机会非常低。只有屈指可数的几个能够抵达目的地，绝大多数都死于入侵的途中：还没来得及跟人体接触，就死在了地上、墙上、海水里，或者某人的手帕上；死于外界环境中不适宜它们存活的温度，或者皮肤上危险的化学物质，或者胃里的胃酸和肠道里的消化酶；死于其他已经寄居在人体内的细菌（因为要竞争食物，有时也被直接攻击），它们对这些"外来户"可没什么尊重可言。肠道菌群甚至会向人体揭发病原体，并向肠道表面的细胞发出化学信号，使它们收缩，让病原体难以进入。

那些活下来的细菌仍然可能会被肠道里的菌群挤走，被尿液（如果它们试图走这条道的话）或眼泪、唾液冲走，或者被纤毛（肺部和呼吸道内皮细胞上的细微构造）赶走。

只有那些经过了重重考验依然活着的病原体才有可能进入人体，它们有理由感到自豪，并向依然健在的同伴们发表一番类似亨利五世向他的军队发表的"我们，我们这批佼佼者"的胜利演说。但是微生物才不干这些事情。不过，就像亨利五世的军队，这些病原体的麻烦才刚刚开始。

现在，细菌穿越了上皮细胞的物理屏障，它马上会遇到愤怒的先天免疫系统，这包括许多种细胞和分子，在自然选择的作用之下，它们演化出了许多办法来消灭入侵者。从病原体的角度看，这简直就是刀山火海：酶和小的抗菌肽分子会蚕食细菌的外膜；另一类蛋白质（我们叫作补体系统）会黏附在细菌表面，并在此集合，形成膜攻击复合体，在细菌表面穿孔。如果这些细菌侥幸逃过了它们的攻击，还有一些专门识别细菌的蛋白质会黏附在细菌表面，把它标记出来，供好几种猎食细菌的细胞（我们称之为吞噬细胞）食用——它们会把细菌整个吞下去，再用内部强大的化学武器来分解它。

有一种吞噬细胞叫作巨噬细胞，它不仅能吃掉细菌，也会分泌信号分子，促进炎症反应。这会使感染部位的血管舒张，细胞更易渗透，同时招集其他吞噬细胞赶来救援。对细菌来说，这意味着会突然出现更多想要消灭它的细胞。没错，人体内的细胞真的会从墙上爬出来（血管壁现在更容易渗透了）追杀细菌。

病毒与辅助自杀

如果病原体是病毒，而不是细菌，它会尽最大努力入侵宿主细胞，并逃避免疫系统，因为免疫系统也会识别出病毒，并拉响警报。身体会释放抗病毒物质，未被病毒感染的细胞会提高警惕，严阵以待，那些已经感染病毒的细胞则会自杀——这种天然的过程叫作细胞程序化死亡，也叫细胞凋亡。

人体是依靠细胞之间的信任才能正常运行的：一旦细胞受感染或者受重创无法修复，身体就会"期待"它发出信号。在大多数细胞的表面，都有一种叫作 I 类 MHC 的分子，一旦细胞被病毒感染，I 类 MHC 分子就会与特定的多肽结合，告知免疫细胞：它们被病毒感染了，"求助！求助！我被感染了！请马上杀死我！"——于是免疫细胞就来了却它的心愿。

受感染的细胞进行这种有秩序的自我毁灭帮了免疫系统一个大忙，因为猛烈的、爆发式的死亡反而会把病毒颗粒释放出来，而不会消灭它们——我们可不想那样。不过，有时候病原体也会劫持这套标记系统，避免 MHC 分子发出警报：[1]结果，感染性疾病会继续恶化。[2]

为了进一步确保这些感染了病毒的细胞被彻底消灭，特异性的自然杀伤细胞会攻击并摧毁这些感染细胞。

1　当远行的船上出现疫情的时候，它们会挂起特殊的旗帜，告诉岸上的人"本船正在隔离中，请保持距离"。黄热病之所以如此得名，就是因为船上悬挂的是"黄杰克"：一面黄色的隔离旗。

2　如果这套系统被失去了自我控制能力的细胞劫持，就可能会引起肿瘤。

更高级的渗透策略

经过这几个回合（大约几个小时），我们可以比较确定，一个正常的、健康的免疫系统已经有效控制住了一次规模不小的感染。[1]如上所述，大多数微生物是由于偶然因素才进入人体的，免疫系统的很大一部分工作就是尽快把这些不速之客驱逐出去，以免它们繁殖之后造成麻烦。

不过，有些入侵者可谓来者不善。入侵人体是这些病原体的营生，它们配备了必要的工具，也有不错的身手。比如，结核分枝杆菌（*Mycobacterium tuberculosis*）被肺部的巨噬细胞吞噬之后，会欺骗巨噬细胞，以免被送到溶酶体里。结核分枝杆菌可不想进入溶酶体中，要知道，溶酶体是"一个流动的、充满了酸性溶液的密室"，它是巨噬细胞分解其猎物的场所，相当于巨噬细胞的胃，细菌一旦进入就会猝死。

对于结核分枝杆菌来说，它不仅可以躲过溶酶体这一劫，而且会在巨噬细胞里获取营养并增殖，将猎手变成它的猎物。当它们增殖到一定程度，耗尽了细胞的资源，细胞破裂，细菌就会继续传播。

1　在某些情况下，身体可能对感染格外敏感——比如，当皮肤被大面积烧伤，致使身体失去了保护的时候，人体的免疫系统会变得格外脆弱，以至于本来不那么危险的细菌由于其数量之多也会让免疫系统崩溃。

这种情况下，身体就难以阻止它们了，这也是结核分枝杆菌如此折磨人的原因。

其他病原体也有类似的诡计。事实上，对于免疫系统的每一种防御策略，总有一些病原体能躲开、摧毁它，甚至反过来利用它。免疫系统用到的几乎每一种交流信号都可能会被阻断、被破坏、被扰乱：一种链球菌会从周围收集细胞分泌的蛋白，避免让人体识别出它们的细菌身份；疟原虫会躲到血液的红细胞里；HIV 病毒会攻击免疫 T 细胞[1]（稍后会展开讨论），破坏人体的免疫应答。砂眼衣原体进入细胞之后，会阻止细胞发出受感染的信号。奈瑟氏淋球菌（*Neisseria gonorrhoeae*）会分泌一种蛋白分子来促进细胞的免疫抑制——这实际上相当于传递出一个虚假的安慰信号，阻止免疫系统发动必要的攻击。

每一种险恶的病原体都有独特的策略来操纵免疫系统——否则它就算不上险恶了。如果它们很容易搞定，三下两下就被免疫系统制服，我们可能就不会听说有肺结核、疟疾、艾滋病、衣原体感染或者淋病了。

---

1 这有点像是一个小偷专门去警察局偷东西，而且屡屡得手。

嗅出哪里不对劲

读大学的时候，我上过一门课，叫作"微生物学进展"。在这门课上，每个学生都被指定各自阅读一篇微生物学领域的经典论文，并在课堂上做一个简短的汇报。几乎每一篇论文都发表在十年之前，我当时以为，十年前的古董有什么意思呢？[1] 所以当我发现分给我的那篇文章才刚发表几年的时候，我非常高兴：就像刚刚出版！而且发表在大名鼎鼎的《自然》杂志，还有比这更美的事吗？它的主题是 Toll 样受体（TLRs），它们是免疫系统相关细胞上的一类分子。这篇论文表明，TLR2（一种叫作 Toll 样受体 2 的分子）负责识别细菌表面的脂多糖（它出现在大多数细菌表面，非细菌细胞表面则从来没有）。因此，当 TLR2 感知到脂多糖时，可以基本上确定有细菌溜进来了，该做出免疫应答了。

至此，一切很好。我读了论文，总结了它的发现，然后，像每一个好学生那样，我又追踪了这个主题下的几篇新论文，以便为我的汇报提供适当的背景和上下文。这时，我就发现问题了：有些东西不太对劲，但我又说不清哪里出了问题。其他论文里报道的发现

1　现在，有些科学家认为 5 年前的研究基本上已经落伍了，以目前科学进展的速度，这是你能赶上不断积累的数据的唯一办法。像许多学生一样，我不加批判地接受了这种态度。当然，现在我没有那么幼稚了。

显得很奇怪，跟我的汇报似乎合不拢。就这样，我沮丧地过了几周，直到最后终于弄清楚了困惑的原委：其他论文显得奇怪是因为它们跟指定给我的《自然》论文直接矛盾！TLR2 并不能识别脂多糖——论文搞错了。真正识别脂多糖的是 TLR4。当然，听我这么说，好像没什么大不了，然而，发现 TLR4 这个小小的事实正是 2011 年诺贝尔医学奖授予的内容。

现在我们知道，《自然》上的那篇论文不够细致。实验使用的脂多糖溶液不够纯，被细菌的其他组分污染了，虽然含量极低，但足以引起 TLR2 的反应。这门课的主讲人，显然是成心使坏，故意分给我们一篇出错的文章，来说明科学论文并不都是正确的（但我当时太怂了，没有勇气告诉他这个主意实在是太棒了）。

这篇论文可不是什么地方小报上哗众取宠的科学新闻，这是一篇发表在权威学术刊物《自然》上的严肃研究，但是，它错了。经过这件事，我忍不住有点后怕：如果我没有发现它的错误会怎么样？我可能会很傻很天真地继续汇报，那可真是糗大了，如果真是那样，又能怪谁呢？研究论文，即使发表在顶级刊物上，一样可能犯错，而且也的确犯过错误。每一位科学家，或早或晚都会认识到这一点，对我们来说，从课堂上学到总比投入研究时学到要好。

这个小故事，除了让我学到了科学研究的一个侧面，也使我开始接触到 Toll 样受体。事实上，这个故事像一个隐喻：Toll 样受体，和其他类似的免疫细胞受体一样，需要时刻保持警惕，发现任何不对劲的东西，及时告知身体。否则，我们便会自缚手脚。

细菌看不到的东西

在前一节，我们谈过了那些入侵人体的微生物会有哪些遭遇。不过，我们还没有谈到身体是如何鉴别它们，以及如何做出特异性的反应。先天免疫系统必须能够区分自身细胞和物质（它们有权利在身体里逗留）与外来细胞和物质（它们无权逗留），并做出适当的反应。免疫系统还需要留意身体做出的更进一步的反应，并尽快把入侵病原体的种类和规模等信息反馈给身体。

免疫系统内的一种关键元件是一批数量巨大、种类繁多的受体分子，每一个分子都有其明确对应的信号。它们大小不一、形状各异，但是，由于功能都是识别病原体，所以被统称为模式识别受体[1]。它们是早期预警系统。当外界病原入侵，模式识别受体会首先识别出它们，并激活初级免疫应答，这也会影响适应性免疫响应——稍后我们还会谈到。

1　如果你不常阅读生物学论文，我猜你这时很可能仰天长叹："为什么你们这帮搞生物的要用这么多缩写名？！你们不能取个正常点的名字吗？"我想说的是，我能理解你的痛苦。相信我，专业的免疫学论文里情况只会更糟。

曾经让我感到特别困惑的 TLR2，也是一种模式识别受体，它属于重要的 Toll 样受体家族。人体内许多广泛分布的免疫细胞都有 Toll 样受体，包括心肌单核细胞，皮肤的内皮细胞，以及肠道上皮细胞，等等。

Toll 样受体识别的是一大类物质，它们具有如下特征：1. 只在微生物中出现，人体中没有；2. 在许多微生物中都广泛出现；3. 对微生物的生存至关重要，因此，不允许它们出现"逃逸突变"（否则它们可以轻易地逃脱免疫系统的识别）。真抱歉，又要介绍一个新的缩写词了，它描述的正是微生物身上会引起免疫应答的物质，统称为病原体相关分子模式。

病原体相关分子模式可以是细菌（或病毒）具有而人类没有的一切常见形式：它可能是细菌细胞壁上的一部分，或者是一段特殊的 DNA，甚至是一个仅在细菌鞭毛上出现的特殊蛋白。其他哺乳动物、非脊椎动物，甚至植物也可以识别同样的病原体相关分子模式。不幸的是，它们不只出现在危险的病原体身上，体内的共生菌也有这些病原体相关分子模式，这就意味着，携带着 Toll 样受体的宿主细胞和她体内的菌群之间必定存在着某种物理屏障——或者其他的保护手段，来预防身体攻击这些有益的细菌。

对于那些锚定在先天免疫细胞表面的 Toll 样受体来说，一旦它们识别到了病原体相关分子模式，就会向细胞内发出一种信号，使它激活。接下来会发生什么则取决于被激活的细胞的性质。如果它是吞噬细胞，它就准备要追逐并吃掉细菌；而其他先天免疫细胞则会扮演其他角色。此后，事情开始变得更加复杂，为了阅读的简便，我将忽略一些细节（以及更多的名词和缩写词），告诉你最精要的信息：经过一连串的分子信号传递，先天免疫系统的各个环节互相确认了：1.感染正在发生；2.感染发生的位置。[1] 于是，细胞和分子从四面八方赶来，开始忙碌地工作；其他的免疫细胞捕获了从细菌身上分解或游离出的其他元件，奔赴淋巴结——在人体内有上百个淋巴结，分布在颈部、腋窝、胸腔、腹腔、腹股沟等处。在那里，身体会确认感染的特性，并做出适当的免疫响应。

当你阅读免疫学论文（特别是年代稍微久远一点的论文）的时候，你会感觉先天免疫系统好像是个"小丫头"……倒不是说笨，而是有点简单、不够精确，有点太普通了。我不断地谈到，细胞和受体接收到了泛泛的信号，并做出整齐划一的反应，这足够对付简单的病原体了，但与此同时，它也为真正的免疫应答做好了准备——因为适应性免疫系统更成熟，也受到了更精细的调控。

但是，最近的研究暗示，身体可能比我们之前认为的要更微妙、

1　论其复杂程度、精细程度以及信息的协同调节之微妙程度，能与之相提并论的大概是这个场景：一群 12 岁大的女孩子刚刚了解到有一个男孩子向她们中间的一个女孩示好。

更精巧、更有趣。看起来，通过综合来自不同受体的信号，免疫细胞可以区别这些细菌片段的来源：破裂的死细菌，完整的死细菌，抑或是活细菌，[1] 再或是危险的活细菌。[2] 显然，不同情况的威胁程度不同，也需要不同的应对方式。这个策略不坏。

适应性免疫系统

我们目前所讨论过的免疫应答都比较宽泛。身体觉察到了一些不对劲：有些不该出现的外源生物体出现在了身体里，于是引起了非特异性的免疫应答。如前所述，一般情况下，先天免疫应答足以摆平这些入侵的病原体，于是一切恢复正常。不过，如果入侵的病原体数量特别巨大或者非常狡猾，先天免疫系统应付不过来了，那么适应性免疫系统就要登场了。之所以叫适应性免疫，是因为它是

1　吞噬细胞是如何判断细菌的死活呢？回答是，根据它们是否在合成新的蛋白质。活细胞要合成新的蛋白质，需要先产生信使 RNA（它是 DNA 上的遗传信息的携带者，包含了编码蛋白质合成的遗传指令）。信使 RNA 会迅速执行任务，然后迅速分解。因此，信使 RNA 的存在是活细胞的良好表征。
2　免疫系统就是这样区分体内的"有益"细菌与外来的"有害"细菌，发现那些本来"有益"的细菌开始表现出其暗黑面（这比你想象的要更常见）。如果真是这样的话，这就解答了一个让免疫学家困惑很久的问题。但目前我们还不确定，所以还在研究之中。

针对特殊病原体而专门产生的免疫应答。

不过，从入侵病原体的角度看，情形则是这样的：经过了几天与先天免疫系统的一番辛苦的斗争之后，它们好像终于站稳了脚跟，准备安营扎寨过小日子了，然而风云突变，形势骤然恶化。不仅追杀它们的细胞比之前更多，而且它们赖以生存的人体体液中充满了专门针对它们的蛋白质。对病原体而言，这些无情的攻击会一直进行到它们彻底消亡。

适应性免疫需要时间；与快速还击的先天免疫应答相比，适应性免疫应对新威胁的反应相当之慢，往往需要好几天的时间，而不是几个小时，更不是几分钟。

事实上，报警信号很早就传递给适应性免疫系统了。一开始，先天免疫系统通过信号分子对感染的早期应对已经表明了病原体的到来；接下来，抗原呈递细胞抵达淋巴组织，带着它们捕获的所有能够刺激适应性免疫应答的病原体成分——统称为抗原。抗原呈递细胞的功能是向适应性免疫系统展示病原体片段，以便适应性免疫系统分析抗原，为特异性应答做好准备；于是，整个系统进入应战状态，一旦被激活，就会针对该感染发起极为精确的打击。

不过，对免疫系统来说，重要的是在正确的时间启动适应性免疫。对于微不足道的感染，适应性免疫系统显得过于"劳民伤财"、小题大做。不仅如此，适应性免疫如果错误地向身体自身的成分发起攻击，将会带来灾难性的后果。这就是为什么适应性免疫细胞对程序的要求如此严格：一切信息以及呈递的形式必须正确。它们需要从多个渠道同时获得确认——这有点像是独立验证——然后才会宣布身体进入紧急状态。

适应性免疫系统主要包括两种类型的白细胞：B 细胞和 T 细胞。它们也被统称为淋巴细胞，这是因为它们主要分布在淋巴组织和淋巴器官里。B 细胞负责分泌抗体，T 细胞负责其余的各种工作。这两种细胞都是高度特异的，每个 T 细胞或 B 细胞的膜表面都有独特的受体分子；就像每把锁只能接受一把钥匙，每一个受体也只对一个特别的信号应答。

我们先来看一下 T 细胞：一般来说，T 细胞都处于初始状态——尚未完全成熟，等待被激活。当先天免疫系统无法控制住感染，抗原呈递细胞把抗原呈递给初始 T 细胞，后者就会转化成效应 T 细胞，就可以投入战斗了。

适应性免疫系统的一个重要特点是：不是所有的 T 细胞都处于激发状态。对于某个抗原，只有少数几个初始 T 细胞可以特异性地识别它，并被它激活。这意味着，你的身体里储藏着无数种类型的 T 细胞，每一个都针对特定的抗原，而且在任何时刻，只有极少数的 T 细胞被激活。事实上，在你的一生之中，大多数初始 T 细胞一直维持着初始状态，并没有被激活。一种抗原呈递细胞（往往是树突细胞）会在淋巴结里"蹲点"，把抗原分子呈递给从淋巴液里源源不断经过的 T 细胞，有点像一个鞋店老板在门口不断地招徕顾客，而绝大多数 T 细胞的回应则是，"抱歉，不感兴趣"。

显然，少数被激活的 T 细胞不足以对付感染，但是，它们会迅速增殖——复制出大量相同的 T 细胞。然后，当数量达到一定程度，它们会进一步分化成几种亚型：杀伤性 T 细胞（负责杀死病原体）、辅助性 T 细胞（帮助其他免疫细胞的攻击进行定位，或者提供必要的指导）、调节性 T 细胞（调控杀伤过程，避免失控）、记忆性 T 细胞（记录这次的遭遇，为下一次免疫应答做准备——稍后我还会详谈）。它们都会被释放到血液里来执行各自的任务，等到这时候，感染已经发生好几天了。

现在，我们再来看看 B 细胞：它们的主要功能不是跟病原体近距离搏斗，而是生产大量叫作抗体的大分子蛋白。每一个 B 细胞，一旦像 T 细胞那样被激活并大量增殖，就会合成出一种特异性极高的抗体，分泌到血液或者受感染的组织。抗体会在血液中一直"漂流"，直到遇到特定的抗原，迅速跟它结合，并维持着这种结合状态，阻断病原体的活性。此外，由于每个抗体有好几条"手臂"（少则 2 条，多则 10 条，因类型而异），一个抗体有时可以同时结合两个细菌。很快，这就导致细菌与抗体黏在一起，形成了一团巨大的球状物，它包含了许多已经奄奄一息的细菌，不久，身体就会把它清除掉。另外，抗体还有一个也许更重要的功能，就是在病原体上留下标记，以便先天免疫系统来消灭它们。

显然，这里有劳动分工：细菌性病原体通常会被抗体识别；而病毒，由于在细胞外存活的时间太短，与抗体接触的机会较少，因此主要由杀伤性 T 细胞负责处理，处理的方式跟我描述的先天免疫应答非常类似：诱导宿主细胞自杀。

好吧，一个完全诱发的适应性免疫应答就是这个样子。对身体而言，这非常昂贵，甚至有暂时的害处。对病原体而言，这往往意味着小命呜呼；如果你现在没有得病（或是患有慢性病，或者疾病处于潜伏期），那么，你之前所经历的感染都是这么结束的。

一旦病原体被消灭，大多数免疫细胞也就没有存在的必要了。它们很快就"解甲归田"，不动声色地自尽，只留下记忆细胞。

记忆与原罪

适应性免疫应答的惊人之处还不只是它的特异性。事实上，我们的免疫系统还可以记住它的历史遭遇。在适应性免疫针对感染产生的众多细胞里，有记忆 T 细胞和记忆 B 细胞。它们并未参与最初的免疫应答，而是会在体内长久地活着，有时甚至维系终生。

如果同样的病原体再次入侵，就会被记忆细胞识别，产生所谓的"次级免疫应答"，它比初级免疫应答启动更快、效果更好。这也正是接种疫苗的原理：通过第一次有控制地、尽可能轻地接触病原体，形成免疫记忆，这样如果遇到真正的病原体，身体就可以迅速有效应对。

人类留意到次级免疫应答的现象已有千年之久——古希腊的历史学家修昔底德早在公元前 430 年就记录过这样的故事——而且几百年来也在使用它，但是直到 20 世纪，我们才对它的基本原理有了一些了解（第四章我们还会详谈）。当然，我们目前的理解还不全面。如你所知，许多疾病目前还没有有效的疫苗。我们仍然在学习如何跟免疫系统沟通，让它按照我们的意志去行动、觉察和记忆。

比如，我们对于免疫记忆的持续时间有了大致的了解，我们知道这跟特定的抗原和记忆细胞有关，跟身体是否再次接触到该病原体有关，等等。于是，对于某些疫苗，我们需要打"加强针"，而另一些就不需要。但是直到不久之前，研究人员才发现，记忆细胞也有长寿和短寿的区别。感染后，短寿的记忆 B 细胞和记忆 T 细胞只在人体内存活几周的时间（预防那些刚刚离开的病原体杀个回马枪），而那些长寿的记忆细胞会存活几十年。研究人员在设计疫苗的时候，也会考虑到这一点。

我们要谈的最后一种效应（不仅仅是因为它的名字特别），被称为抗原的原罪（Original Antigenic Sin）。比如，某人感染了流感病毒，然后康复了，并产生了针对这次感染的记忆细胞。后来，她又得了流感——但这次跟上一次的病毒并不完全一致，而是一种新病毒株（流感病毒会以惊人的速度突变）。她的记忆细胞识别出了病毒外壳蛋白，并向它们发起了攻击（这是好事），但与此同时，记忆细胞也会抑制免疫应答中产生新细胞（这是坏事，因为新的变异病毒可能携带了某些给人体造成麻烦的蛋白质，免疫系统目前并未意识到也没有去认识它们，只是愚蠢地认为它已经什么都知道了）。这种情况可能一再发生，也许直到某一刻，一个全新的病毒株来了，免疫系统没有认出它是新的病原体，于是正常反应。

这是免疫系统可能出错的一个例子，但绝不是唯一一个。

免疫系统的种种故障

一个系统越复杂，它出错的方式就越多，免疫系统也不例外。免疫系统要完成的任务非常多样、非常精细，它出错的方式也是五花八门。下面是一个简要概述：

1. 免疫病理学

对身体来说，即使是一个顺利执行的免疫应答也有其代价。在免疫系统对感染反应的关键时刻，免疫细胞在追捕逃逸的细菌（它们以极快的速度分裂、复制），或者努力迅速找出那些已经感染了病毒的细胞，各种有害的酶和病原体的片段在体液里流动，一些意外伤害似乎在所难免。事实上，许多情况下病原体本身并没有那么有害，免疫系统的过度反应才是许多问题的主要原因：正常的身体组织，那些"无辜的吃瓜群众"，往往会在免疫细胞追捕病原体的过程中遭到重创。对于慢性疾病，这种情况尤为严重，因为病原体非常善于躲藏，神出鬼没。结果，免疫系统一再地发起攻击，身体因此遭殃。

2. 免疫缺陷疾病

当免疫系统的某个环节缺失了，或者不工作了，人体就会出现免疫缺陷疾病。有时候，这是一种遗传疾病，源于某种基因突变；另外一些时候，这是环境因素的作用。最著名的一个例子就是艾滋病（全名：获得性免疫缺陷综合征）了，这是源于 HIV 病毒攻击 T细胞，导致身体的免疫应答严重受损，从而容易引发其他感染。[1]

3. 炎症

炎症反应之所以出现，是由于蛋白信号招集白细胞和抗菌物质来到感染位点，引起附近的血液和淋巴液加速流动，以协助适应性免疫应答达到最佳效果。炎症反应是正常免疫应答的一部分，随着

---

1 "没有人死于艾滋病"，一位教授曾经在课堂上告诉我们，"艾滋病本身不会杀死你；它只会打开大门，让其他感染杀死你。"

免疫过程结束，它也会自然消退。不过，由于种种原因，如果炎症反应迟迟没有消退，继续引起疼痛和伤害的时候，这就有问题了。

4.自身免疫病

因为免疫系统有可能对任何东西发起攻击，它当然也有可能攻击身体内的任何分子和细胞。当然，人体内也有一种筛选机制，避免免疫系统攻击自身（在第二章我会详谈），但是它一旦出错，你就会患上自身免疫病。如果它攻击的是胰腺中分泌胰岛素的细胞，你就会患上 I 型糖尿病；如果是其他的细胞类型，你就可能患上类风湿性关节炎、红斑狼疮、多发性硬化症、自身免疫型肝炎、重症肌无力、克罗恩病……自身免疫病你可能也听说过，因为它非常普遍。

5.过敏症

有时候免疫系统会过分敏感，对无害的抗原小题大做。比如，在演化史上用来对抗肠道寄生虫的免疫应答，在今天可能已经没有可以攻击的对手了。

边界地带

身体的某些区域更容易出现问题。虽然"常规"的（即，系统性的）免疫系统基本上是在完全无菌的环境里工作，身体的某些部位，为了执行其功能，不得不经常与外界接触。食物、水、空气和阳光，需要进入身体；许许多多东西需要排出身体。可以推想，边界线上的这些检查站会源源不断地接触到大量的病原体和抗原。因此，也就有了位于身体与外界交界处的黏膜免疫系统。

顾名思义，黏膜免疫系统的一个主要特征就是它们布满了黏膜，这些表面一方面足够湿润可以让细胞得到充分的润滑，另一方面又足够致密、坚韧，使病原体难以穿透。人体的许多部位都覆盖着黏膜：仅肠道就有 300 平方米，此外还有眼睛、口腔、鼻腔和上呼吸道。就细胞总数而言，这些黏膜免疫系统实际上比身体其余部分的免疫系统要更庞大。那些包含免疫成分的位点深嵌在黏膜表层的纹理之中。它们不仅要对出现的各种问题快速反应，而且需要搜集信息，追踪后续可能发生的感染。

黏膜免疫系统的元件跟我们之前谈过的免疫系统基本类似：先天免疫系统和适应性免疫系统里的所有细胞在肠道内壁和其他黏膜表面都有出现。它们形成了特殊的组织和结构，以一种半自动的方式运行，可能跟系统性的免疫应答没有瓜葛，换言之，跟身体的其他部位也没有关系。

由于是在边界地带，黏膜免疫系统有一个特征与众不同。在身体其他部位，健康是常态，感染是例外，是需要做出紧急决定的重大事件。然而，对于黏膜免疫而言，接触感染却是常态，因此，它的应对策略也有所不同。如果允许我借用战争的比喻，把免疫应答比喻成全面战争（和平最后才降临），那么黏膜免疫系统就是先遣部队在边界线上时刻进行的、不太激烈的冲突，跟平民群体的联系也更复杂，至于这里是否存在真正的敌人，那就说不定了。

因此，正常的肠道内壁里可能有激活的 T 细胞在追逐感染细胞，也可能有成熟的 B 细胞向肠道内分泌抗体。如果是在前述的其他情形中，这就意味着身体正在遭受攻击，于是彻底启动适应性免疫系统；不过在边界线上，这只是日常事件。这样一种持续的免疫预警和免疫激活状态，本来可能意味着肠道一直都有炎症。幸运的是，调节细胞参与了进来，把免疫活动控制在合理的区间，维系着长久而精细的平衡。

房间里的10万亿头大象[1]

在开始这一节之前，我要提前打个招呼，因为本节要聊的话题口味略重，我们要聊的是——粪便移植疗法（Faecal Transplant Therapy）。

---

1 英文里"房间里的大象"指的是明明存在且影响重大但大家羞于启齿的话题或事物，作者此处借指人体内的 10 万亿个细菌。——译者注

没错，这是一种货真价实的治疗手段，而且的确就像听起来的这样。这种疗法可以追溯到 20 世纪 50 年代，但是最近几年它又重新流行起来。我稍后会再谈到这个话题。

现在先说手头上的事情。我猜你可能听过这种说法，但是我不妨再说一遍：据估计，生活在人体表面和人体内部的微生物的数量，与人体细胞的数量相当。提起微生物，我们往往会首先想到细菌，但是微生物还有其他类型，比如病毒。大多数与人共生的微生物都生活在肠道里。在下一章，我会说起它们是如何进入肠道里的，但是现在，我们先来看看它们是什么。

我们肠道的细菌群落由大约 10 万亿个细菌组成，包括上万个物种。这两个数字在不同人身上可能会差别很大，且不说微生物还不仅仅包括细菌，所以，老实说，这两个数字对我们来说意义不大。要点在于，在人群中，微生物群落的组成有极大的差异。你身体内的菌群跟我的不同，因为我们在不同的环境里长大，吃着不同的食物，我们的免疫系统和阅历稍有不同，等等。另一方面，菌群组成对我们的生活也有影响。几年前，一个非常吸引眼球的研究表明，肠道菌群也会影响我们的体形。

我们直到最近才知道这一点；在新一代 DNA 测序及采样技术出现（而且变得廉价）之前，没人知道这个生态系统有多复杂，而且坦白来讲，也没人关心它。对免疫学家来说，细菌就是敌人，肠道益生菌仅仅是一个小小的例外。但是现在，人们逐渐意识到，这里有许多未解之谜，而且值得认真研究。

人类与菌群的关系值得大书特书。从免疫的视角来看，我们可以提出如下问题：这些细菌对我们的健康发挥了什么作用，究竟有什么影响？我们的免疫系统，本来是对抗细菌的，那它又是如何应对数量巨大的肠道细菌的？免疫系统如何区分无害细菌与有害细菌？

目前，研究人员正热火朝天地探索这些问题，新发现层出不穷——但是，每一个人都同意，我们的认识才刚刚触及皮毛。目前的阶段性小结是：很明显，我们的免疫系统和肠道菌群的关系比较复杂。它们有斗争、有合作、有协调，在互动中塑造了彼此。当一切顺利的时候，它们会达到一种对双方都有利的动态平衡。肠道菌群安居乐业，而且会与任何有害的病原体竞争资源，使后者难以立足，[1] 从而呵护着我们的健康。

同样清楚的是，当平衡被打破，各式各样的问题可能就会出现。最新的研究暗示，我们的肠道菌群会多方面影响人类健康与疾病，比如糖尿病、心脏病、癌症、情绪与精神疾病……而且这份清单还

1　不过，我们也要知道，天然菌群里的一些微生物也会"叛变"，变成致病菌，这被称为条件性感染。显然，细菌没有什么荣誉感。

在迅速增加，且不提慢性疾病、肠道溃疡和拉肚子，等等。这又把我们带回到粪便移植的话题。

粪便移植的思路很简单：如果某人的天然肠道菌群彻底崩溃，并引起了严重的问题，它就应该被换掉。显然，如果我们把肠道菌群理解成一个器官（它其实相当大，成人肠道菌群的总重量大约是2千克），那么剩下的事情就好理解了：我们需要一个健康的供体和一副灌肠剂。供体提供新鲜的粪样，医生用温水混匀，再把它通过患者的肛门植入小肠。虽然听起来相当恶心，但它的思路跟你每天摄入含有益生菌的酸奶没有任何区别，而且这项操作可以非常有效地治疗某些肠道疾病。我认为这是一件值得欣慰的事情。[1]

---

1 一个最新进展是，人们开始使用冻干药丸——外号"大便胶囊"——进行粪菌移植。对某些症状来说，这可能是个不错的选择。话说回来，我也知道有一些人已经开始在家里自己动手尝试粪菌移植，所以，我下面这句话真不全是玩笑：拜托，请勿在家模仿。

第二章　发育的过程

我们还没有死掉，是因为免疫系统从我们还是受精卵的那一刻起就开始缓慢地发育，在内部和外部各种刺激的辅助下，变成了今天的样子。母亲对这个过程贡献很大，等你读完这一章，你会以一种全新的眼光看待母婴关系。

你可曾经历过孕妇分娩？

好，好，我明白你的意思，但我指的是除了你自己出生那次。

我自己经历过两次了：那就是我的两个儿子的出生。两次分娩都非常顺利，而且每一次经历都很感动，令我难忘，并感叹造物之神奇，有疲惫、有欣喜、有欢乐、有痛苦，混合了眼泪、血液等其他体液，有红色、紫色的不同大小和黏稠度的斑块，黑色的黏糊糊的东西撒得到处都是，再加上伴随着一位母亲从她的子宫里挤压出另一个完整生命的其他所有东西。分娩的确是一件神奇的事情，[1]但是你也不得不承认，通过这种方式把另一个人带到这个世界上来，未免有点傻气。想一想植物、昆虫或者鸟类，老实说，你不会看到它们因繁殖后代而痛苦好几个小时。

在本章中，我们把目光转向免疫系统的早期发育过程，探讨其中的一些更有趣的侧面。免疫系统是如何从无到有、逐步成熟的——事实上，免疫系统的发育并非始于婴儿呱呱坠地的那一刻，而是在出生几个月之后一个比较模糊的时间点上。

但是，首先，请跟我一道向天下的母亲们表达感激之情：各位母亲，虽然你们并不完美，但是在孕育地球上每一个人类的时候，

1　我对整个事情的结果也非常满意。试举一个例子：我的大儿子丹尼尔，在他四岁的时候，创造了一个新的数量词 Drillion，他把它定义为 1 后面跟着 Drillion 个 0。每次当我想起这个数量词的时候，都感到有点头晕目眩。

你们都经历了许多痛苦。我赞美你们。同时，也赞美你们的免疫系统，在我们还是一团血肉模糊的细胞的时候，它们没把我们误认为是病原体，也没有试图把我们驱赶出去。各位母亲，干得漂亮。

孕妇 vs 胎儿

说来奇怪，人们早在 17 世纪就开始尝试输血了。当然，最初人们并不了解血型或关于血液的其他基本事实，但他们已经开始把血液从一个人的身体输到另一个人的身体里，[1] 事实上，这无疑等于谋杀（现在众所周知的 ABO 血型划分是从 1900 年开始的）。人们尝试了各种类型的实验和手段：把一只动物的血输进另一只动物，把动物的血输进人体，把一个人的血输进另一个人体内，等等。说得客气一点，结果有好有坏，不过，在出现了一两例死亡事件之后，法国立法禁止了输血。在接下来的一个半世纪里，输血几乎销声匿迹。到了 19 世纪，这项操作又重新引起了人们的兴趣。时至今日，只要确保血型匹配，输血就是安全的。

这就是血液的情况。相对来说，输血比较简单，但是要在人与

1　在医学史的这个节点，医生对血液的功能知之甚少，事实上，血液循环才刚为人所知。当时通行的医学手段是放血疗法。在当时，只有极端分子才认为病人需要输血而不是放血，他们因此饱受攻击。

人之间移植其他细胞或组织，就困难多了。随着移植技术的进步，人们可以从供体那里接受心脏、肾脏、肝脏，以及其他器官，但是受体会出现排斥。受体的免疫系统会马上识别出一大块外源物质进入了身体，并试图反抗。即使移植的器官来自最匹配的供体，受体患者也需要接受免疫抑制治疗，来缓解它们对"入侵器官"的免疫排斥。通常来说，人体并不会轻易接纳外源物质——在上一章里，我描述了人体不接纳它们的一些方式。

但是，即便我们知道了这些事实，直到1953年，才有人试着来认真思考怀孕这件事：在十月怀胎的过程中，孕妇可以跟肚子里的孩子和平相处，似乎没有什么负面效应。[1] 显然，孩子并不是母亲的简单拷贝，她们的免疫组成也不尽相同——因为胎儿有一半的基因来自父亲，因此遗传重组之后产生了一个明显不同的新个体。[2] 所以，问题是，母亲如何容忍了体内的另一个生命呢？

我们的生殖策略（即"用一个人来孵育另一个人"）里有许多未解之谜，这不过是其中一个较不明显并且格外难解的问题而已。事实上，即使在今天，我们也不清楚孕妇容忍胎儿的生理机制。我们知道，母亲依然会对所有其他的外源物质产生免疫应答，我们也

1　这个人是皮特·梅特瓦，他进行了移植免疫学方面的开拓性工作。

2　现在还有卵细胞捐赠和代孕母亲，这意味着，胚胎可能跟孕育他或她的母体没有任何基因上的关联。但它依然安全无恙。

知道胎儿并没有与母亲的免疫系统在生理上完全隔离，受到特殊庇护。貌似孕妇与胎儿的关系里有一些特殊而且非常复杂的事情。

这可能早在受精之初就开始了。从那时起，母亲的身体就开始逐渐习惯父亲的基因。[1] 在怀孕的早期，发育中的胚胎就与母亲的子宫开启了复杂的对话。胚胎不仅躲在胎盘背后来逃避母亲的免疫应答，而且还分泌一些分子用来针对性地防御母亲的免疫细胞，因为后者要更危险。母亲的自然杀伤细胞和 T 细胞在胎盘外盘旋，但是它们并不是为了杀死胚胎细胞，而是转入调控模式，开始释放出抑制免疫应答的信号，并确保胚胎安全进入子宫（同时促进胚胎外周的血管生长，这对胎儿来说是好事）。同时，胚胎细胞也不会表达 I 型主要组织相容性复合体分子，以逃避免疫监视（有些感染病毒也使用这种策略来逃避免疫监视和攻击）。此外，母亲的免疫系统开始接触胎儿的蛋白质并开始学着容忍它们。

除此之外，母亲的免疫系统也会受到广泛且微妙的抑制——但并不严重，因为孕妇仍然能够抵御感染。整个免疫系统会下调一档。这也是为什么有些自身免疫疾病会有所缓解。

目前我们的理解是这样的：在不同类型的细胞和信号的作用下，子宫成了免疫系统的特区（其他免疫特区还包括大脑、眼睛和

---

1 母亲的身体从父亲的精液里提取了部分样品。大自然可不会大惊小怪。

睾丸），更少发生炎症。胚胎与母亲的免疫细胞会进行活跃的对话，它们能在整个孕期和平相处。

当然，这个过程可能会出错，而且偶尔也的确会出错。当出现问题的时候，母亲就会对胎儿发生免疫应答。在极端的情况下，这可能会导致女性不育。在怀孕的早期，它可能会引起自然流产；在怀孕后期，这可能会引起一种叫作"先兆子痫"的炎症反应，这对母子都非常危险。

最后，说一件有点诡异的事情：胚胎细胞有办法从胎盘中游离出去，进入母亲的血液系统。之前有理论认为，这也许是为了下调母亲的整个免疫系统，使它对胎儿的出现做足准备，这可能也是母婴对话的一部分。但是，最近几年，研究者发现事情可能没有那么简单：有些胚胎细胞即使在分娩之后仍然在母亲的血液里逗留——事实上，可以在分娩之后存活数年，从免疫学的角度看，这真说不通。研究者发现，它们会出现在母亲的许多组织里——包括肝脏、心脏，甚至大脑——它们可以发育成熟，变成正常的肝脏、心脏或是脑细胞，留在母亲体内。让我再说一遍：由于我妻子生了我的孩子，她体内和大脑里的一些细胞现在也有我的基因了。这被称为胎儿微嵌合体。目前没人知道为什么会这样。

骨头机器

如果你听过皮克斯乐队（the Pixies），可能看出来了，这个小标题正是他们 1988 年发布的首张专辑《弄潮儿罗莎》里第一首歌的歌名。[1] 这是我本人最爱的专辑之一，所以我惊喜地发现，其中的几行歌词不仅从文学上说得过去，科学上也很有道理。歌词是：

> "你的骨头里有一个小机器
> 你就是那个骨头机器"

当然，现在我意识到了，"骨头机器"可能有一点点性暗示的意思，但是我假装没看出来，而且我认为，我的解读要更有内涵。

为什么这么讲呢？我们来看看人类的生长过程：胎儿的旅程从受精卵开始，从一颗携带着信息并蕴含潜力的细胞开始，但是除此之外别无其他，更谈不上骨骼。细胞会不断增殖，之后开始分化。人体日后发育出来的所有系统，都可以追溯到这个卑微的起点。

免疫系统的起点是造血干细胞。这种类型的细胞可以分化成所

---

1 汤姆·威兹（Tom Waits）1992 年推出的专辑也叫《骨头机器》。不过，整张专辑给人相当黑暗的听觉体验。

有类型的血细胞。早在怀孕的第三周，造血干细胞就开始出现了，位于胚胎卵黄囊里；在接下来的几周里，它们会迁移到肝脏和脾脏里；到怀孕晚期，它们就来到骨髓里，并在此安营扎寨，在我们的身体里不断增殖。因此，骨骼机器不断地分泌出新鲜的血细胞，替换掉老去的细胞。这些干细胞开始分化，发育成免疫细胞的前体细胞（不成熟版本）。然后，它们会离开骨骼，迁移进入血液，向目的地进发。一个造血干细胞是要发育成血红细胞、自然杀伤细胞、T 细胞，还是其他各种类型的细胞，都取决于它从环境中接收到的信号。

与此同时，我们的免疫器官也开始形成，为免疫细胞日后成熟并发起免疫应答准备好场地。免疫细胞的早期发育，主要都是在初级免疫器官（即免疫系统的工厂）中进行的。T 细胞之所以被叫作 T 细胞，是因为它们是在胸腺[1]中由前体细胞发育而来。那 B 细胞呢？你也许会认为 B 细胞来自骨髓——它们的确是来自骨髓，但是 B 细胞得名于鸡体内的一个淋巴器官：法氏囊（Bursa of Fabricius），因为最初 B 细胞是在这里发现的，而人体里并没有这个器官。

离开了初级免疫器官，那些尚未完全成熟的细胞会进入次级免疫器官——脾脏、淋巴结、扁桃体，以及其他分布在身体重要区域的某些特化组织，比如肠道内壁或者鼻腔。免疫细胞会在这里落脚，

1　位于心脏前方。现在你知道它在哪里，以及干什么了。

并出现各种免疫应答（包括上一章里讨论过的抗原识别、免疫细胞复制和交流）。此外，还有三级免疫器官，它们要更小，在感染位点由免疫细胞临时聚集起来，一旦感染结束，它们就会散去。

如果你好好观察一下细节，你就会意识到，这个过程无比精细，不过，在发育生物学里，这并不意外。一个正常运行的人体里满是昼夜不停、刺耳嘈杂的对话声[1]——就好像每个细胞都要对身边其他的细胞颐指气使，再打一个更极端的比方，就像一个精神病院里住了一群精神病人，每个人都认为"只有自己是正常人，而且是这里的管理人员"。一个尚在发育中的人体就好像是这群精神病人从零开始建设这个精神病院（胎儿细胞的增殖、分化），而且还是在一个现存的精神病院中开始这项工程（在母亲的子宫内），但在某个时刻，整个建筑项目还要搬出去（分娩的过程）。这样说起来，发育中的免疫系统并没有什么特别。

不过，其中有几个侧面仍然值得点评。

有备而来的疯狂

想象一下，你穿行在漫长的甬道，在无尽的黑暗里转了一圈又

---

1 跟皮克斯乐队的歌不无相似之处。

一圈，你不断观察，不断等待，一直在寻找那个人——那个在你出生之前就被安排好了的人，这是你存在的终极目的。在你的身旁，是无数的同类，都在甬道里寻找各自的命中注定之人。许多的人匆匆路过，新人源源不断地进来，几乎没有人如愿以偿。对许多人来说，这个命中注定的人根本并不存在。如果你果真侥幸找到了这个人，你要尽一切可能杀掉他。

这听起来会是不错的科幻悬疑电影剧本，扣人心弦、险象环生。不过，这其实是日常现实。

正如我在前一章所述，你的身体需要保护自己不受外界入侵，因此，它制造了一系列的淋巴白细胞（B 细胞和 T 细胞），每一颗细胞都兴奋地挥舞着一个独特的抗原受体分子，这个蛋白分子安插在细胞表面，可以从上百万个抗原决定簇中针对性地识别出唯一的一个。身体遵循的逻辑是，在未来，从某种入侵身体的病原体身上，细胞会识别出这种分子组合，而我们届时会准备好的；嗯，没错，我们会的。当一个抗原受体分子碰巧遇到这个特殊的抗原决定簇（由抗原呈递细胞呈递过来），它就会向细胞内传递一个信号，然后细胞会冲向淋巴结，因为在这里，身体才能最充分地释放它的怒火，发起适应性免疫应答。一旦身体从其他系统再次获得类似的信号，确认了感染正在发生，细胞就会以极快的速度复制出更多的拷贝（这个过程称为克隆——没错，这就是这个名词的来源）；随后，这批克隆大军就会出动，追踪并摧毁入侵者。

然而，这样的遭遇几乎不会发生。新出现的、无比险恶的病原体上的新抗原很难侵入我们的身体。大多数淋巴细胞整天无事可做，只是在身体的血液和淋巴液里循环流动，等待着事情发生，然后死去，随后一批新的细胞出场，开始新的循环。这个系统的冗余程度非常之高；尽管如此，这仍然是抵御新型威胁的最好办法。细胞并不会判断外界物质是否危险，因此身体必须持续进行这种似乎毫无意义的事情。然而，一旦急需时派上用场，长久的付出就得到了回报。[1] 如果你没有这套适应性免疫系统，一旦某个感染病菌突破了先天免疫系统，它们就会肆虐。

哦，等等。

你发现这里有什么问题了吗？还是说，许多地方都有问题？

如此随机

先来说第一个问题。我们现在比较确定，人类的基因组里包含了大约 2 万个基因（比一开始估计的 10 万个要少）。一个基因就是

1　这种情况，可能算得上是"黑天鹅事件"了。

基因组中的一个片段，它可以编码一个蛋白质。[1] 一个免疫细胞的受体蛋白只能识别出它对应的抗原决定簇，这意味着，仅仅是为了合成这些蛋白质，我们就需要数百万个基因。那么，问题来了，只有 2 万个基因的我们是如何制作出了几十亿种不同的组合？

在几十年前，这的确是一个棘手的问题，当时的研究人员才刚刚弄清楚这套系统，发现人体淋巴细胞受体有如此多的类型——仅在 B 细胞里，我们就有数以千亿种组合。这使得人们重新评估"一个基因，一个蛋白质"的规律。免疫细胞似乎是个特例。[2]

淋巴细胞会重排它们的基因。一个淋巴细胞跟你身体的其他所有细胞的 DNA 都是一样的，但是它对那些编码抗原受体蛋白的基因做了一些很诡异的事情。

让我们来看看 B 细胞。像所有的免疫细胞一样，它也是从骨髓里的一个非常不成熟的造血干细胞分化而成的。随着它逐渐成熟，它的基因组开始发生变化：一些特殊的操纵 DNA 的酶开始靠近那些负责合成抗体的几百个基因。这些酶开始切割 DNA 片段，把片

---

1 关于基因，有一些相互竞争、互为补充的定义。就本书的主题，这个说法足矣。

2 从 20 世纪 70 年代末，研究者发现，许多"常规"细胞有多种花招来合成替代产物。有一种机制叫作 RNA 剪接（RNA Splicing），我们现在知道，它在生物世界里广泛存在。

段切出来，调换一下位置，也许会随机加上或者删除几个碱基，然后重新结合起来——有时候相当草率，这进一步增加了随机性——结果，基因发生了重排。

表面上看，这种重组过程[1]并没有特殊的节奏或理由。酶切的方式是随机的，这是好事，因为这意味着基因重排也是随机的。因此，每个淋巴细胞里的这段基因组都经历了独特的重排，当细胞要合成抗原受体的时候，每个细胞都会阅读它的 DNA，并合成不同的受体。

当然，如果该重排机制完全随机，那也是一件极其糟糕的事情。我们的大部分基因都需要维持不变，否则细胞就不知道该如何生存，如何工作。因此，这种重排过程局限在基因组里的少数多变区域，而且只在成熟的淋巴细胞中发生。这是一个严格调控的无序状态。

如果这还不够，一旦细胞被激活，这部分基因发生重排的程度还会更加剧烈：如果一个 B 细胞遇到了它的抗原决定簇，并迁移到淋巴结里发育成熟，它会经历更多的变异过程，这叫作体细胞高频突变（Somatic Hypermutation）[2]，如此一来，分布在身体各处的成

1　自然界中有许多类型的 DNA 重排。这种叫作 V(D)J 重排，因为它涉及基因组里多个区域的参与——多变（Variable）、多样（Diversity）和结合（Joining）。

2　顺便说一下，T 细胞里就没有这个过程。

熟 B 细胞克隆 [1] 不会只分泌出一种单一的抗体，而是围绕着一个主题形成一系列变异株。第二个阶段的变异，比第一个阶段的变异要更加细微：变异速率更快，但只在基因里的某些特殊位点出现，从而产生一系列细微差异的受体。

第二个阶段的意义是对抗体进行微调和优化：一旦出现一个特殊的抗原，免疫系统就会做出相应的调整来对付它。细胞抵达了淋巴结（以及其他 B 细胞聚集的位点），这时它已经抓住了一些抗原分子，并开始测试与它们的结合程度。一开始，B 细胞与抗原之间的结合还有点不太稳定，因为最初的结合不够精确——这并不奇怪？这些结合位点是随机产生的，所以我们也不应预期它们一开始就完美地匹配。事实上，B 细胞彼此还相互竞争，与抗原分子结合。那些受体分子与抗原结合得更紧密的 B 细胞会捕获更多的抗原。有了更多的抗原，它们也更有可能被 T 细胞筛选出来并进一步增殖，也会经历更多的循环进行微调。与此同时，那些匹配得不够好的 B 细胞则不会大量增殖，也不会经历更多的修饰，或者就直接死掉。经过这个修饰的过程，几天之后 B 细胞就可以产生与抗原结合得非

1　到了这个阶段，它们叫作浆细胞。

常紧密的抗体。[1]

重组过程的随机性，意味着该过程的大部分产物都会浪费。无数的抗体注定都是无用的：能够与它们结合的抗原在自然界中也许根本不存在，或者并没有出现在病原体的表面——这就是面面俱到的代价。

补充一句，这个过程的一个正面影响是，知道了这里的机制之后，我们就可以更好地来利用它。在过去 40 年里，研究人员已经使用并改造了这个"筛选然后增殖"的流程，制造出了各种抗体，这对我们非常有帮助。在第五章，我们还会谈到它。

在胸腺里发生的（基本上）就留在胸腺

我们已经谈过了多样性的问题，这就引出来了第二个问题。不妨重新思考一下这无数的免疫细胞，它们几乎可以应对外界入侵的一切东西。这些细胞可不是活在无菌的培养皿里，它们在你的身体

1　有些狡黠的病原体的对策是，经常性地（而且随机地）改变它们的表面分子，使身体更难对付它们：一个病菌感染了，身体做出了反应，等到身体优化好了应对策略，并开始高效地打击病菌的时候，一些病菌已经发生了变异，身体无法识别出它们，于是它们躲过了身体的监视，并迅速增殖……开始了新一轮的循环。

里游荡，与人体内的各种生物分子都有可能接触。

前面我提到过，大多数的受体分子都是无用的。有些受体不仅无用，而且可能有害。如果这些受体的确是随机产生的，那么这些免疫细胞——或者起码是其中的一部分——为什么不会攻击身体的其他细胞？

事实上，这种情况时有发生，结果就出现了自身免疫病：免疫细胞把身体细胞表面的正常化学基团当成了病原体的抗原，于是发起了攻击，结果破坏了细胞，并严重阻碍了它们的功能。幸运的是，这只是例外情况——否则我们就活不下来了。我们之所以还没有死掉，就是因为对大多数人而言，调控机制几乎总是可以过滤掉所有可能会攻击自身组织的淋巴细胞，因为后者是有害的。事实上，这样的细胞有很多：超过 90% 的 T 细胞从未离开过胸腺；几乎 50% 的 B 细胞从未离开过骨髓。

淋巴细胞在成熟的过程中，一个必要的环节是接触自身抗原：那些在身体细胞中经常出现的分子。如果淋巴细胞对这些自身抗原应答，它们会进一步编辑它们的基因，变成调控细胞，变得失能（有点像"关闭"），或者，如果它们对自身抗原反应过于强烈，便会自杀。整个过程叫作免疫耐受（Immune Tolerance）。

胸腺和骨髓无法表达体内发现的一切类型的分子；不同类型的细胞会合成各种各样的特殊分子——这也正是为什么我们一开始会

有许多类型的细胞。比如，我们可不希望肝脏里的各种分解酶在骨髓里晃荡。因此，当淋巴细胞成熟时会经历另外一轮筛选，然后才能离开它们各自起源的器官。一旦抵达目的地，它们也会跟"当地"的自身抗原经历一番类似的筛选过程。

对于成熟的 T 细胞，还有一道额外的保护机制，抗原识别如果没有跟共刺激信号（Co-stimulatory Signal）一起发生，就会导致该 T 细胞受到抑制，这可能是因为遇到了自身抗原（虽然胸腺进行过抗原筛选了）。当然，还有更多的保护机制——坦白说，这些保护措施是如此之多、如此复杂，以至于此处我无法尽述。更坦白地说，对于许多保护机制，我们目前并不了解。免疫调控的范围之广泛、程度之细微，令人叹为观止。

因此，我们可以看到，身体识别潜在入侵者的方式有点迂回曲折：首先，它会经历一个复杂的基因重排过程，使细胞表达出各种不同的受体。然后，为了保证质量，它会用一种近乎冷酷的方式摧毁大多数细胞，并持续跟踪剩下的细胞，以防它们对自身发起免疫应答。这听起来的确有点荒唐，但它的确有效。

偶然的必然性

这种试错过程之所以存在，还有一个更深层的原因：在本节中，我们看到了细胞会经历一次 DNA 随机重排的过程，然后被环境筛选；那些匹配得更好的就可以复制出更多的拷贝，而那些匹配得不好的则不会。先是随机突变，然后是筛选——这个过程是不是听起来有点耳熟？

淋巴细胞经历的正是演化的过程。当然，是一个有限的演化，因为结果只局限于体内，不会扩散得更远，但是基本的动态过程是一样的。

表面上看，一种更合理的可能是，身体从一开始就产生了稳定的、固定数目的淋巴细胞，而且可以特异性地识别现存的威胁。父母把他们抵御病原体的能力传给后代，就像呼吸、吃饭、看见东西一样自然。事实上，如果整个免疫系统都是先天免疫系统，那么适应性免疫系统就没有存在的必要了，也不会造成浪费，或是引起自身免疫病。

然而，我们体内的许多系统只有在特定的环境条件下才能正常运行。我们只能呼吸氧气，而且是特定浓度的氧气。如果氧气不足或者过量，我们就有麻烦了。我们的肺不会使用硫、铁元素或者一氧化碳作为电子受体。我们的肌肉和骨骼只有在地球表面的重力场里才能正常运行，[1] 我们的眼睛只能看到特定波长范围内的光。我

1　长期在空间站工作的宇航员们需要每天运动 2.5 个小时，才能维持骨骼密度、肌肉质量，并保持血压稳定。

们的胃和肠道不能合成新的酶来消化石油或者棉花；我们需要摄入脂肪、糖类和蛋白质，否则就会饥饿。因此，这些系统不必经历复杂的筛选过程，也不必时刻保持警惕。

但是，免疫系统从一开始就需要准备好应对一切东西——包括之前从未接触过的东西。这是因为只有免疫系统需要对其他的生命体做出响应。一个孩子呱呱坠地的时候，他 / 她天生已经适应了地球上的物理和化学环境，但是还需要慢慢适应生物环境。氧气和重力在整个人类的生命周期中变化并不大，但是病原体却不断在改变，而且变化得很迅速；我们的免疫系统必须有一定的灵活性才能应付这些变化。因此，免疫系统的演化能力正是为了应对日后的威胁。

就这样来到人世

从免疫学的角度看，出生是一个重大事件。在此之前，我们被包裹在母亲的子宫里，外界的病原体都无法进入。母亲的免疫系统会帮我们对付感染；即使一些险恶的病原体能侥幸穿过母亲身体的屏障，它们还得面对子宫和羊水中的抗菌分子。

现在，我们来到了世上，并吸进了第一口空气——不仅仅是第一次直接吸入氧气，也是第一次吸进外界的微生物。从此之后，它们会不断进入我们体内。

我们是靠什么来对付这些源源不断的微生物的呢？

胚胎的免疫系统需要为分娩之后遇到的挑战做好准备。也许我们会认为理想状况是让免疫系统火力全开，一来到这个充满敌意的世界就进入全面战争状态，准备好对付世界上的各种微生物——但这种想法未免失之过简。

首先，当宝宝还在母亲子宫里的时候，为了避免伤害孩子，母亲的免疫系统"后退了一步"，与此类似，在出生之前，宝宝的免疫系统也需要维持相对和平的状态，以避免伤害母亲。但是，即使是在出生之后，孩子的免疫系统也需要处于一种友善的学习模式中。宝宝出生后短期内接触到的很多东西，只有少数是危险的；大多数都是无害的，甚至是有益的。事实上，一个蓄势待发的免疫系统，遇到一丁点儿风吹草动就大动干戈，可能是一个坏主意。

每一位父母都知道，宝宝学新东西的速度非常快。宝宝的大脑仍然在生长，在发育：时刻都会遇到新的刺激，都在分析并储存这些信息，以供未来之用。与此同时，宝宝的免疫系统也在做同样的事情，只是更加悄无声息，自分娩伊始，它就进入了一个新阶段：了解外部世界，并学着适应它。

在宝宝呱呱坠地的时候，他们体内也带着来自妈妈的一份宝贵的礼物：抗体。在怀孕的中期和晚期，母亲的免疫系统会收集自己体内的一系列抗体，运送进胚胎的血液里，这些蛋白质会在孩子出生之后存活数月，保护新生儿不受感染。

这是好事，因为此时孩子的适应性免疫系统还很不成熟。如果确实需要，它也可以对感染发起免疫应答，但这种免疫应答不会很强，质量也不高。

另外一点从分娩中获得的保护是一点蜡油：胎儿出生时都裹着一层蜡质，它被称为胎体皮脂（Vernix caseosa），拉丁文的意思是"像奶酪一样的皮脂"。顾名思义，它看起来不是很美，摸起来也不是很舒服，但它是婴儿从母亲产道里分娩的润滑剂，也有保温的作用（这对新生儿来说非常重要），避免胎儿的皮肤干燥、皱裂，而且它还含有一些抗菌分子。这也是为什么有些家长特地要求他们的新生儿出生之后不要马上洗澡。

我们肠道和皮肤上茂盛的微生物群体，虽然对宝宝的健康有必要，但是它们并不是在出生之前就有的。[1] 这些微生物，实际上也是由母亲提供的。通过顺产生下的婴儿，会在经过母亲的产道时获得这些微生物——这意味着，作为母亲的另一个不为人知的角色便是让你的孩子从产道和粪便[2]里继承这些微生物。与此相反，那些通过剖宫产出生的孩子会带有完全不同的微生物组分，因为他们的

1　最近有一些证据表明情况可能不是那么简单——母亲也许可以与子宫里的胎儿分享一些微生物。这非常有争议，但也非常激动人心。

2　再一次，大自然可没那么容易害臊。

肠道微生物主要来自周围的环境。当然，在所有的孩子身上，这些微生物并不是一成不变的：孩子吃的东西，以及其他落进他们嘴巴里的东西都会带来新的微生物，等到孩子可以吃硬质食物的时候，微生物的组成也基本上稳定下来了。

在这些外界微生物入住的过程中，人体起码要表现出适度的欢迎；因此，对细菌成分（比如脂多糖）做出的整体反应被弱化，否则源源不断入住的细菌会引发急性炎症的状态。[1] 皮肤和肠道中的先天免疫细胞会研究这些新来的居民，并对信息做后续分析，而黏膜免疫细胞也会开始跟这些微生物建立起固定的联系。

由于适应性免疫系统如此专注于自身发育与搜集信息，很自然，先天免疫系统在生命最初的几个月里非常重要。它在防御和收集外来抗原的第一道防线中发挥的作用（以及把外界抗原呈递给适应性免疫系统），此刻就显得更加重要。我们在前面章节中提到的先天免疫受体里的 Toll 样受体家族，在这个阶段尤为重要。它会接收信号，激活这个细胞、失活那个细胞，基本上对所有参与的细胞和分子发挥调控作用。

在接下来的几周和几个月里，先天免疫系统稍微平静下来，适

1　有研究者推测，这很可能是坏死性小肠结肠炎的肇因，这是一种多发于早产儿的严重肠道炎症——很可能是由于免疫系统对细菌的脂多糖过度应答造成的。

应性免疫系统则逐渐成熟，变得愈发活跃。顺便说一句，这也是为什么我们很少在孩子一生下来就让他们接种疫苗：疫苗原本就是用来激发适应性免疫系统，并最终以记忆 B 细胞的形式留下免疫记忆。在最初的几个月，很少有适应性免疫能被激活，即使能激活也无法高效运转。

不过，这也只是原因之一。婴儿体内依然携带着出生前母亲馈赠的抗体，这些抗体往往足以保护他们不受外界病菌的侵犯。

敏感话题

母乳喂养。

呃，好吧，我们来聊聊这个话题。

当我一开始想到写作一本以免疫学为主题的书时，我觉得这个话题可能有点棘手，因为我是一个男人，而男人们在谈到乳房的时候多少有点傻。不过，让我意外的是，这部分并没有我想象的那么难写。也许我终于成熟了一点，谁知道呢？

尽管如此，我仍然发现自己谈到母乳喂养的话题时有些忐忑，因为这不只是一个科学议题。人类哺乳的生物学意义只是现代社会关于母乳喂养正在进行的诸多讨论之一——此外还有流行病学考量、经济学意义、道德或宗教视角、伦理争论，以及女权主义视角和后女权主义视角。似乎人人都有一番见解。

　　当然，对于以上议题我也有自己的看法，不过这只是我的个人意见。本书开篇已经声明过了：这不是一本健康指导书。我的目的并不是告诉你该如何生活。现代生活需要兼顾各种考虑与责任，为人父母、成立家庭有完全不同的境遇和不同的考量。在本书里，我只会讨论与免疫学有关的方面……也许这样我会少许多麻烦。

　　现在我们知道，母乳不只是食物和饮料，还含有各种免疫组分。除了抗体，母乳中还包含各种各样的免疫调控分子，它们的作用是减缓炎症反应，帮助激活肠道中的免疫细胞与肠道微生物的"对话"，通过阻断病原体获得铁元素和其他营养来抑制病原体的繁殖，甚至直接攻击病原体。正如母乳中的营养成分会不断变化，母乳中的免疫活性成分也会不断变化。

　　在妊娠末期，母亲的免疫 B 细胞开始从肠道和支气管叶向乳房部位迁移，带着母亲的免疫记忆，特别是应对肠道和呼吸道病原的免疫记忆——这也正是新生儿最脆弱的两个地方。这些细胞在乳房成熟，以便在孩子出生之后分泌抗体。

　　在出生之后的最初几个小时里，母亲会分泌出初乳，这是一种独特的、高浓度的乳汁，富含营养和免疫成分，并能够帮助营造一种抵御细菌的酸性环境。研究人员从最初几天的乳汁中也发现了免疫细胞，它们大多数是先天免疫细胞——包括可以对抗病毒感染的巨噬细胞——但也有一些 T 细胞。

只要孩子还靠母乳喂养，母亲的乳汁就会不断地向孩子输送她的免疫记忆——既有过去的，也有现在的。随着时间流逝，宝宝的免疫系统不断成熟，乳汁对宝宝免疫力的帮助也会逐渐减弱。

要推断出遥远的演化史中乳汁的成分，殊为不易，但是研究人员通常都同意，几亿年前哺乳出现以来乳汁中的免疫成分就存在了。哺乳器官的原初状态，可能是某种类型的保湿腺（两栖动物的皮肤上仍有这些器官），它们最初的功能也许是向卵细胞表面分泌液体以保持后者湿润，并且降温。我们也知道动物（包括人类）的皮肤腺会分泌抗菌物质，因此抗菌物质很可能也是敷在卵细胞表面的保湿剂的成分之一。营养物质可能是随后出现的。至于哺乳机制是如何变成今天这样的，存在几种可能性，但是鉴于哺乳机制起码已经存在数亿年了，在如此漫长的过程中任何变化都有可能产生。

现在应该很清楚了，分娩固然是一件极其重大的事件，但这并不意味着分娩之后母亲就不再参与孩子免疫的事了。在一些文献里，你依然会看到"母婴二元体"（Mother–child Dyad）这样的提法，它指的就是这种母亲和孩子尚未完全分开的状态。如果宝宝出生之后接受的是母乳喂养（对历史上的所有哺乳动物来说，这是不可避免的），母亲和婴儿会维持着这种免疫对话，持续数周、数月乃至数年：乳汁中的免疫成分不仅会帮助宝宝避免感染，而且会根据母亲的免疫记忆指导宝宝免疫系统的发育。在这个阶段，大自然似乎仍然认为母亲和婴儿生活在同样的环境里，因此母亲的免疫记忆为孩子以后遇到的麻烦提供了良好的参照。因此，如果母亲遇到过某种病原体，她也会把针对这种病原体的保护因子传给孩子。事实上，这就相当于她扮演了孩子免疫系统的角色。

这种免疫对话是双向的：母亲一边在向孩子讲述，一边也在倾听。比如，研究人员发现，对一个哺乳期的孩子进行免疫接种，母亲体内也会出现抗体。这又是怎么发生的呢？

当孩子吃奶的时候，它从乳汁导管（这是乳头周围非常细小的导管）中吮吸出乳汁。不可避免的是，婴儿的唾液也会进入导管。[1]一种极富吸引力的解释是，这可能是一种交流的方式：唾液是一种复杂的物质，它的成分会透露关于身体的许多信息；宝宝的唾液被母亲的免疫系统吸收、分析，母亲的乳汁也会做出相应的改变。母亲会对她自身没有的疾病做出免疫应答，并把相应的免疫细胞和分子喂给孩子。

最后，我们不要忘了，免疫力绝不仅仅是抗体和 T 细胞，母

---

[1] 对这个描述，读者里也许有两种截然不同的反应：第一种人的反应是，这太恶心了，孩子的口水居然进入母亲的身体了；第二种反应往往来自父母，他们的反应就很淡然。只要你为人父母，照顾过孩子，你对唾液就不会那么反感了。

乳喂养还有更广泛的意义。关于行为、情感状态和免疫系统之间的对话，我稍后还会展开讨论，但是在这里，不妨先引用特拉维夫大学的生物化学家和生物信息学家，沙龙·兰德堡－扎巴里（Sharron Bransburg-Zabary）博士的一段话，她还是一位哺乳咨询专家：

> "它（母乳喂养）不只关乎生存。在当今社会，那些没有得到母乳喂养的孩子很可能也会活下来、长大成人，特别是在西方社会，在发展中国家还不一定，但这是一个事实。宝宝需要母乳，这不只是为了存活，也是为了长得更好，充分发掘他们的潜力。我们希望尽可能减少在维持免疫能力上花的能量和资源，从而把更多的资源投向身体和大脑的发育。事实上，母亲扮演了许多免疫的角色，她提供了自己的免疫成果和可靠的免疫环境，帮助孩子更好地发育。
>
> 当然，不仅母乳与免疫系统有关联，压力也能影响到宝宝的免疫系统。例如，宝宝哭泣时，不仅会消耗大量的能量，同时也会抑制免疫系统。我们知道，皮肤接触会让人放松，降低代谢速率，并保存能量。母乳喂养的行为全方位地给宝宝提供了一个茁壮成长的环境，对他们的免疫系统和整个身心都有益。作为咨询专家，我们鼓励那些即使哺乳有困难的母亲也要多抱抱孩子，把孩子抱在胸口，增加皮肤接触的时间。母乳喂

养为此提供了绝佳的机会：让孩子有机会接触母亲——或者父亲——的皮肤，这正是问题的关键。它可以缓解孩子的压力，有益于他们的身心健康。"

这就是我们这些哺乳动物演化出来的方式，用来确保下一代的防御系统正常运行。它从我们还是一堆小小的细胞囊开始，直到我们五六岁的时候才结束，那个时候，我们的免疫系统已经成熟了。

但是，免疫系统本身也要演化。很久很久以前，我们古老的祖先自己就是一堆小小的细胞囊。伴随着人类的演化，免疫系统也在一起演化，一路保护着我们。下一章，我们就来看看这段演化史。

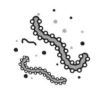

第三章　演化的历史

我们还没有死掉，是因为我们的免疫系统已经演化了数亿年，从我们的祖先还是一个小不点动物的时候开始，通过与周遭不断演化的环境进行互动，我们的免疫系统逐渐形成。

我们不妨考虑一下那个非常险恶的病毒：感冒病毒。

它实际上并不是"一种"病毒，而是超过 200 种能够引起类似症状的一系列病毒。[1] 但是，感冒病毒本身几乎不会直接导致这些症状。大多数的喷嚏和流鼻涕都是自身免疫系统对这种几乎无害的病毒做出的炎症反应。

虽然感冒的感觉很糟糕，但这还只是免疫应答出错的相对无害的例子。更严重的一些，比如自身免疫疾病，让不少人吃尽了苦头。免疫系统对无害的感染过度反应，甚至对环境中无害的物质过度反应，或者更糟的是，它受了误导去攻击体内的其他细胞。

这可能是由三个因素导致的。第一，现如今大部分人生活的环境里基本没有传染性疾病了。但是，在人类历史上的绝大多数时间里，感染性疾病是夺走大多数人类生命的罪魁祸首。我们已经采取了一些措施来清除它们（稍后我们还会展开讨论），这意味着，那些以前也许会死于黑死病、肺结核、天花等疾病的人，现在会存活下来了，并有更多的机会患上自身免疫病（以及癌症、心血管疾病，等等）。

第二，我们的免疫系统已经在充满病菌的环境里演化了数千年，而这些病菌的突然消失（从演化的尺度而言，这的确是突然的，因

1　相信你知道是什么滋味。

为只有几代人而已）让免疫系统陷入了混乱。

第三个因素也很简单，但如果你不习惯用演化的思路思考，也许会发现有点难以接受。其实，我们对于免疫系统并不完美这个事实本不必惊讶；如果你这么期待，那是你自己的问题。人类的免疫系统是缓慢演化的，除了变动不居的环境条件，并没有受到任何其他因素的指引。免疫系统的演化目标是足够好，而不是完美。它的任务是，在不耗费太多资源的情况下，确保身体有相当大的把握顺利度过婴儿期、儿童期、青春期并进入成年，进而繁衍更多人类，如是生生不息。

当研究人员试图回答免疫系统如何变成今天这副模样的时候，他们并没有太多的实质性证据可以依靠。因为免疫系统的成分，即使是较大的部分，也不像骨骼那样是固态的，这为研究免疫系统的演化带来了许多困难。它们较柔软，而且容易变形，也不会形成化石，因此，化石记录不会提供任何关于我们祖先免疫系统的证据。我们无从得知它们以前是什么样子，我们只能从现存的其他物种里寻找旁证，这是我们唯一的依靠。我们可以仔细观察不同系统之间的异同，从而对共同的祖先做出最合理的推演。通过这种方式来发现事实并不容易，我们目前得到的图景并不完整，而且在可见的未来也依然如此。即使是我们自身的免疫系统，我们仍在探索、发现它的组分与工作机制。而对其他物种免疫系统的研究，我们目前也只是知道皮毛。尽管如此，我们当前了解到的内容已经非常具有启发性了。

在演化的过程中，我们跟其他物种渐行渐远，各自在不同的环境下发育出了不同的体型，形成了不同的生活方式，当然，也形成了与此配套的各不相同的免疫系统。我打算重新追溯这个演化的进程，做一次时间旅行，探讨不同物种的免疫系统：它们是如何应对感染的？它们的防御系统跟我们的有哪些异同？不同系统之间是否有共同特征？

（剧透提醒：没错，存在共同特征。）

稍后我们会谈及关于免疫与演化的一些更有趣的侧面：免疫逃逸（病原体试图躲避宿主的免疫应答）、卫生假说（Hygiene Hypothesis，试图解释为什么在目前更干净、更安全的世界里，过敏的人越来越多），最后，我还会谈到行为免疫——生物体通过改变行为，而不是通过抗体、杀伤细胞或者我们讨论过的任何免疫机制，来应对感染。

阳光，并没有那么特殊

大约 15 年前，我选修了一门计算机编程的课。我至今也不知道是怎么选的这门课，因为我之前从未编过程序，之后也从未编过。

不管怎么说，课程的期末任务是，我们两两配对，自拟题目。我的搭档罗恩和我想到了一个主意：我们来设计一个有点类似演化的游戏，你可以扮演上帝，创造出一个假想的物种，可以决定关于它的任何参数（它有多大，是否能飞，是否有毛），然后我们让它在游戏里自由活动，在它的环境中生活几百万年（在虚拟空间里），再看它的表现如何——这时，你可以对这个物种进行修改（这是游戏中的演化部分），然后重新让它自由活动。

我们花了几周的时间来设计这个游戏。罗恩做了大部分的编程工作，而我负责游戏的规则设定，并负责打下手（罗恩现在已经是英特尔公司旗下的一个团队领导了）。最终，我们提交了一个可以运行的程序，也就没再管它了。10年之后，一个叫作《孢子》的游戏上市了。它的基本理念与我们的游戏类似 [1]——但也有一些重要的区别。其中最明显的一个是玩家一开始设计的物种是一个单细胞生物，它需要生存、演化，进而发育成更复杂的生物体，这样才能解锁更高级别的游戏。再往后玩，你的物种会有智力，能建立社

---

[1] 当《孢子》刚出来的时候，我有一种很奇怪的感情，就像你看到别人跟你有同样的主意——而且别人彻底把它做成了。这种感情不是妒忌（除非你也在为你的主意而努力工作，而我显然没有）；它是一种确认感——嘿，这的确是一个好主意呢！好棒！——但也有一点点失望，因为真正的产品并没有完全达到你的想象。我的大脑有一部分很烦人，因为它坚持认为《孢子》不如我们的版本那么好，虽然实际上我们的版本根本不存在。哎，都怪大脑。

会，并进行星际旅行。仅仅维持在单细胞状态，或是只在你自己的小池塘里活动，都无法使你赢得游戏。

这个游戏进阶背后的逻辑也被称为向着特定目标的演化，换言之，演化进程多少有一个终极目标。它的目标通常就是智能生命，这相当迎合了人类的虚荣心，因为人类碰巧就有智能，这意味着，全部演化的要义就是制作出人类！

（当然，我猜还有黑猩猩、大猩猩、海豚和章鱼。）[1]

虽然这么想可能有一定的吸引力，不过，演化其实并不是这样发生的。抱歉，我并不是要诋毁《孢子》这款游戏；就游戏而言，它不算差，而且没有理由要求一个视频游戏百分之百地符合科学原理。[2] 但是，我们要知道，在这个公平的地球上，绝大多数生物甚至都没有演化出脊髓，更谈不上智力，但一样生存繁衍。类似地，我们对自己超乎寻常的适应性免疫系统大书特书，但是它也非常昂贵、复杂，而且需要时间去发育、成熟。大多数物种都没有费这些力气，来演化出真正的适应性免疫系统，而是选用了一些更廉价的

---

1 这种思路还有一个更宽泛的版本，叫作强人类原则（the Strong Anthropic Principle），它的要义是：宇宙之所以是这个样子，是为了产生人类；证据就是，你我出现了，不是吗？当然，这很荒唐；真相是，宇宙的存在是为了你，没错，你的出现。你其实一直都在暗暗这么猜想，对不对？

2 游戏开发人员花了相当大的功夫设计"物理引擎"软件，确保符合物理原理，却很少有人在乎生物学原理——这大概反映了我们这个物种的某些特点。

替代选项将就着过。目前，主流免疫学者的观点是，我们的先天免疫系统反映了我们更早期的演化过程，而更复杂、更特化的适应性免疫系统是哺乳动物后期才发育出来的"第二梯队"。因此，我们在那些更"低等"的生物体中可能找不到如此复杂的免疫机制……

当然，大自然并不一定按照我们的期望行事。即使是那些我们视为"初级"的生物体，比如细菌或者无脊椎动物，也像我们一样活到了 21 世纪，这意味着，它们和我们一样经历了地球上亿万年的演化——如果我们用代际时间，而不是地球公转时间来算（就演化而言，这样更有道理），这些生命形式有一个显著的优势，因为它们的寿命更短，它们比我们经历了更多的突变与自然选择的循环。

我可以从对比哺乳动物的免疫系统开始，但是我们的区别事实上很小。所以，我们不妨上溯几十万年：爬行动物和鸟类的免疫系统是什么样的？它们和我们的区别何在？

现在，我们已经发现了一些区别：一些调控通路的细节有所不同，产生抗体、分泌抗体需要的时间也有差异（两栖动物更慢，鸟类更快）。哺乳动物的先天免疫应答似乎更强烈，而爬行动物的免疫应答则会随着体温的变化、季节的变迁而波动。无论如何，我们免疫系统的基本成分它们都有，而且看起来与我们的也很像，这意味着在我们分化成不同的物种之前，它们已经出现了。不消说，霸王龙也有 T 细胞。

让我们再往前追溯 3 亿年：两栖动物是什么情况？依然是看起来差不多的细胞、抗体，等等。它们的先天免疫系统也很多样，包括许多抗菌肽和小的蛋白分子，比如防御素和马盖宁。在自然界中，我们到处都可以发现这样的多肽。人体里也有，特别是在皮肤和黏膜表面里——比如，我们眼泪和鼻涕里的溶菌酶就可以杀死细菌——但是在两栖动物里，这类多肽最为重要，或者起码被研究得最为充分。

说到多肽，人类的补体系统（第一章里提到过）里也有许多抗菌肽，工作原理也很类似。在许多其他物种里，包括无脊椎动物，比如在珊瑚和海葵里，研究人员也发现了类似补体的系统，成分和调控机制都很类似。这似乎说明，这套系统有十分古老的演化历史。

两栖动物也像我们一样有免疫记忆，它们也会像我们一样对抗体基因进行重排，然后进行克隆、筛选。最近，一个让人大跌眼镜的发现是：有些爬行动物、两栖动物和硬骨鱼似乎有一种类型的 B 细胞，叫作 B-1 细胞，它们可以产生抗体（跟我们的一样），但它们也有吞噬功能，换言之，这些 B 细胞也能够吞噬细菌（我们的 B 细胞则不可以）。这也许意味着，在遥远的过去，B 细胞起源于吞噬细胞，后来逐渐失去了吞噬功能，同时逐渐发育出了分泌抗体的功能，让先天免疫系统里的巨噬细胞和其他吞噬细胞来执行吞噬细菌的功能。现在，研究人员从昆虫和人类中都发现了 B-1 细胞。在 2012 年，研究人员又在小鼠中鉴定出了吞噬型 B-1 细胞，这使人进一步猜想，我们自己的某些 B-1 细胞可能也有吞噬功能。这种细胞类型就像是某种"活化石"，记录了适应性免疫系统出现之前的岁月。

我们再向前追溯大约 5500 万年，就回到海洋了；我们也是在这个时候跟鱼分道扬镳的。鱼类的免疫系统是什么样子的？

这里，我们再次看到了同样的故事：同样有 B 细胞和 T 细胞，同样有抗体基因的重排，同样的基因编码与同样识别抗原的组分。

让我们再后退一步，因为在这里情况开始变得有意思起来。你可能听说过"海里可不缺少鱼"这句俗语，这没错，但是鱼类可以分成两种截然不同的类型。许多年前，其中一类开始长出骨骼来，它们也就是我们的祖先，被称为硬骨鱼；另外一类，体内没有骨骼，它们的骨头是由软骨组成，被称为软骨鱼，鲨鱼就是一种软骨鱼。

大白鲨

你可能听过这个说法：鲨鱼不会得癌症。事实上，它们的免疫系统接近完美，它们几乎不会得任何疾病，它们的免疫系统在过去几亿年里都没多大变化。是不是很神奇？

可惜，这都是无稽之谈。没错，鲨鱼的免疫系统非常惊人，全身分布有许多有趣而且有效的抗菌和抗病毒分子，它们患癌症的概率也的确比人们通常预计的更低，但是鲨鱼仍然会患上各种疾病，包括肿瘤。除此之外，数百万只鲨鱼每年死于愚蠢。不是它们自己的愚蠢（就智力而言，鲨鱼还行），而是人类的愚蠢，特别是那些认为鲨鱼软骨产品可以"提高免疫力"、抗炎甚至抗癌的江湖郎中。那种认为"鲨鱼有完美的免疫系统"的观念是由那些想通过卖软骨药而大赚一笔的药剂师推动的，这背后的研究也不可靠。真正的科学研究已经揭穿了这些骗人的鬼把戏，但是依然有人在猎杀鲨鱼，依然把它们的骨骼碾碎，当成"神奇的药方"。

所谓"鲨鱼的免疫系统从未改变过"的说法也经不起推敲。根据化石证据，我们的确发现今天的鲨鱼跟它们几亿年前的祖先看起来没什么差别，显然，这让一些人认为，鲨鱼的其他方面也没有任何变化。但这里有一个重要区别：鲨鱼的体型解决的是在水中穿行的问题；鲨鱼的免疫系统解决的则是对抗病原体的问题。水没有发生演化，但是病原体却一直在演化。想必你明白我的意思了。

鲨鱼也有适应性免疫系统，也有完整可辨认的 T 细胞、B 细胞、抗体，以及各种其他成分。鲨鱼跟人类的适应性免疫系统也有许多差异，[1]毕竟，我们分开的时间已经很久了。不过，它们在许多基本的细节上跟我们类似，我们可以自信地说，某种类似的适应性免疫系统在4亿年前（我们分开的时候）就已经出现并且发挥功能了。它们选择留在水里，发育出可以替换的锋利的牙齿，追逐鱼类，而我们（更准确地说，是那些不再是硬骨鱼的我们）则爬到岸上，失去了鳃，发育出了四肢，又过了许多年，我们回到海里，拍摄了一部关于鲨鱼及其锋利牙齿的惊悚电影。尽管如此，我们的免疫系统提醒我们，在不同的外表之下，鲨鱼和我们其实是失散多年的兄弟。

但是，让我们沿着演化史再往前走一步，来到所有的脊椎动物分成两类——有颌与无颌脊椎动物——的时间节点。你也许没听说过还有无颌脊椎动物；老实说，这一类群后来活得不太好，只有两个科的动物避免了灭绝的厄运，活到了今天：七鳃鳗和盲鳗。这两种动物长得都比较搞笑，它们看起来像是努力要长成鱼，但是好

1 　鲨鱼的免疫系统有一个惊人特点值得一提：正如我们见过的许多免疫系统，它也会对抗体基因进行重排，不过，鲨鱼似乎找到了一种更便捷、更有效的方法，降低了随机性。它们的重组仅局限于部分基因，而其他部分则是固定的代际传播。事实上，这就相当于鲨鱼的抗原受体已经部分预先成形了，使得它们的免疫应答效率更高，出错也更少。

像不太合格——直到最近，人们一直都认为它们并没有适应性免疫系统。

也许它们不需要：第一批有颌脊椎动物可能是捕食者，[1] 而捕食者往往会活得更久，后代更少，而且一般更注重质量而不是数量。同样可以推断，它们在演化过程中对感染的抵抗力更强。鲨鱼、人类、其他鱼类以及所有有颌脊椎动物都有一个胸腺和脾脏，而且在各个物种里无论是形状还是功能看起来都比较类似，但是七鳃鳗和盲鳗就没有。研究人员仔细检查了无颌脊椎动物的基因组，发现它们也没有 T 细胞、B 细胞或者抗原受体的重组基因。但是问题在于，它们实际上是有适应性免疫系统的——只是跟我们的不一样而已。

这一点其实意义重大。我们以为我们的适应性免疫系统相当特殊，但是我们现在看到，适应性免疫系统在脊椎动物中似乎出现了两次，而且是独立演化出来的。

这也许是一种经典的趋同演化（Convergent Evolution）：正如鸟类和蝙蝠各自以不同的方式演化出了翅膀，无颌脊椎动物使用一种和我们一样的随机重排机制，来增加抗原受体基因的多样性，但是它们使用的是跟我们这些有颌脊椎动物完全不同的一套基因，这种

1　毕竟，有颌有牙才好猎杀其他动物。

重排机制使用的是不同的酶，做着完全不同的事情。与此类似，它们的淋巴细胞类型跟我们的也不一样。不过，它们的免疫系统看起来跟我们的一样有效。[1]

抗体重排基因（RAG）的无节奏出场

那么，现在的情况又是如何？

我们知道，在脊椎动物出现之后的某个时间点，它们分化成了两支。那么，在那个分叉点上，它们是否已经有了对抗原受体基因进行重排的能力？这是有可能的，但是另一方面，它的机制又是如此不同，以至于没人确切知道当时发生了什么。这两支后来都发育出了两种类似但又截然不同的重组系统。我们至今也不是很确定这是如何发生的，以及为什么会发生。一种可能是，这种重组的机制是多细胞生物应对病原体的最佳选择，但是我们已经看到，这也会带来像自身免疫病这样的问题。

之前有人提出了一个理论：在新的适应性免疫系统出现之前，有颌脊椎动物经历了一次类似宇宙大爆炸那样的演化过程，免疫系

---

[1] 也许在某些方面比我们的还要优越：因为它们的抗体可以识别并结合一些普通抗体不会识别的分子。现在，有人计划要把这种新型抗体分子用于临床治疗。

统迅速发展，在较短的时间里就出现了适应性免疫系统的所有组分。但是，现在看来这个理论站不住脚了。

我们可以确定的是，在 5 亿年前，我们祖先的免疫系统的确经历了一次大规模的、非常有趣的变异。在抗原受体基因重排机制的核心是一对叫作 RAG1 和 RAG2 的基因，它们可能造成了这次变异。这对基因只在有颌脊椎动物里出现；它们可能是从外界进入我们古老的祖先体内的，也许是作为病毒的一部分，然后它们碰巧进入了先天免疫系统基因内部，导致整个系统开始对基因进行剪切和重排。[1]

你可能注意到了，随着故事的展开，我开始越来越多地使用一些限定性词语，比如"也许""可能"。这不仅是因为在今天要弄明白 5 亿年间发生的事情本来就很困难，而且是因为这方面的研究才刚刚起步。时至今日，免疫学几乎总是以人类为中心；这并不奇怪，我们当然非常在乎自己的健康。相对而言，从演化的视角研究免疫还是一个较新的领域，这多亏了日新月异的基因组测序工具；有如此多的物种要研究，并且有如此多的问题需要回答，我们的确才刚刚开始。

---

1 没错，基因有时的确会迁移。研究人员已经在无脊椎动物中发现了 RAG1 和 RAG2，但没人知道它们到底是怎么出现在那里的。

不过，我们到现在还没有触及另一个巨大的话题：物种与体内微生物组的共演化。那些维持着复杂的适应性免疫系统的物种，同时也是那些承载复杂共生菌落的宿主。这是巧合吗？

无论巧合与否，七鳃鳗和盲鳗的免疫系统告诉我们，我们自己的适应性免疫系统也许没有那么特殊。

无脊椎

"无脊椎动物"是一个如此古怪的术语。脊椎动物当真有这么神奇吗？以至于我们必须要对多细胞生命世界中的绝大多数成员贴上"无脊椎"的标签，仅仅因为我们自己有脊椎？

昆虫、蜘蛛、海星、牡蛎、水母以及所有其他的小动物，或爬、或飞、或游，它们个头小、寿命短，谈不上有脑。它们也需要免疫系统吗？事实上，它们也有，而且很多……

无脊椎动物是一个非常庞杂的支系。它们千奇百怪、各式各样，又进一步分成许多的亚支，生活方式各异，生命周期各异，其中一些（特别是章鱼和乌贼）的智力还非常高。自然，它们的免疫系统也是多姿多彩。我们没有理由认为在一个物种里看到的现象在其他物种里也会出现——更别提许多无脊椎动物根本谈不上是"一个物种"。共生是一种司空见惯的现象，两种或者更多的物种生活在一起，这是一幅独特的免疫学图景。不过，为了给接下来的讨论做适当的铺垫，我会先提到一些一般性的发现。我主要讨论的是昆虫，这仅仅是因为当前对昆虫免疫系统的研究更为细致。

昆虫不仅具有免疫系统，而且看起来还很熟悉。比如，第一章里我们花了不少篇幅讨论 Toll 样受体——它之所以没有一个更悦耳的名字，是因为它最初就是在果蝇里发现的，Toll 基因编码的是一个可以感知真菌感染的蛋白。果蝇的基因组里有好几个与 Toll 相关的基因，但是它们跟免疫系统毫无瓜葛；事实上，它们跟发育有关。这是否暗示着先天免疫系统一开始就是这么起源的呢？目前学界的主流意见不认可这种看法，因为 Toll 样受体蛋白家族在植物中也有出现，它们却严格执行着免疫功能。看来，Toll 样受体基因的确是负责免疫的，只是被指派去帮助果蝇发育成熟。

这种常见的果蝇，学名叫作黑腹果蝇，是世界上被研究得最详细的动物之一。这倒不是因为科学家有迫切的需要来认识这种果蝇，而更多的是因为方便——这些果蝇容易培养，而且更重要的是，容易繁殖。遗传学家爱它们爱得不行。免疫学家却不太在乎繁殖，他们只是拿果蝇的免疫系统作为昆虫免疫的模式系统来研究。

抗菌肽在无脊椎动物的免疫系统中扮演了重要角色。比如，这种小分子在昆虫中就相当常见。黑腹果蝇体内有至少 20 种抗菌肽，属于 7 种不同的类型。有趣的是，只要我们从某种生物里发现了一种新的抗菌肽，我们往往会发现人体内也有。

第二种防御机制要更加熟悉：吞噬细胞。昆虫的吞噬细胞跟我们的并无不同，叫作血细胞（Haemocytes），它们在血淋巴（昆虫的循环细胞，相当于我们的血液循环系统，不过要更简单）中巡逻，负责吞噬、消灭入侵者。有时候，病原体（比如，一只寄生虫）太大了，一个血细胞无法吞下，这时，多个血细胞就会将病原体团团围住。

另外一种机制是向入侵病原体的所到之处释放毒素，这些毒素分子会跟病原体结合，干扰它们正常的生理过程。此外，无脊椎动物也像我们一样有共生肠道菌群。研究人员发现，一些物种，比如鱿鱼、章鱼和虾，会在它们的卵细胞表面包裹一层"有益"的细菌，来抵抗"有害"细菌的入侵。此外，还有一种叫作干扰RNA（iRNA）的东西，不过我们以后再说。

总之，那些试图入侵昆虫的病原体会经历一番考验，昆虫可不像它看起来的那么简单。只看外表，生物学家也许会想当然地认为昆虫比较"简单"，它们的生理结构也较简单，器官也没有高度分化，但它们的基因组跟我们的一样复杂——有时甚至更为复杂。毕竟，昆虫需要经历几次变形——从卵细胞到幼虫、蛹，再到成虫——如果你仔细想想，这是蛮不可思议的事情。昆虫的免疫系统（以及所有无脊椎动物的免疫系统）可能都比我们一开始以为的要更加有趣。

无脑也复杂

上面提到的所有这些免疫机制都属于先天免疫的领域。理论认为，无脊椎动物的先天免疫能力足够有效，能够维持足够数量的先天免疫分子，并且维系一生。如果入侵的细菌、真菌以及其他病原体演化得更为成功（它们无疑会的），它们所针对的无脊椎动物就可能会进一步强化它的先天免疫能力，提高它的调控机制，或者依赖体内的菌群来抵御入侵者并阻止它们逗留。

昆虫和其他无脊椎动物不需要适应性免疫系统，它们也没有适应性免疫系统。

情况就是这样。

不过，也许我们这么说有点为时尚早。

新的报道不断涌现。无脊椎动物似乎具有某种东西，或者许多种东西；这些东西，虽然跟脊椎动物体内（无论是有颌或是无颌）的适应性免疫系统不完全相同，但它们无疑预示了一种前所未有的特异性，并由此引发了进一步的问题：

- 有些无脊椎动物相当复杂，能存活几十年。既然如此，我们不是有理由推断它们的免疫系统也相当复杂吗？

- 当果蝇受过一次感染之后，如果我们立即观察它的基因组，会发现许多基因都被激活了，而我们对这些基因的功能一无所知。这些基因是做什么的？

- 研究人员已经在水蛭和海胆（寿命较长的无脊椎动物）里发现了一些跟 RAG1 和 RAG2（适应性应答的发起者）非常类似的基因。它们在做什么？

- 上一节我们提到了多种昆虫的免疫防御，最近的研究发现，它们并不是独立运行的；事实上，它们在某种程度上是相互调控的，于是整体来看，它们产生出了极为有效的免疫应答，而且可以针对它们遇到的不同病原体做出不同反应。这算不算是某种特异性呢？

- 无脊椎动物往往跟细菌形成意义深远的关系。我们之前提到过肠道共生菌及其包被卵细胞的方式，但是无脊椎动物和细菌也会一起完成许多其他的事情——一个著名的例子是鱿鱼会利用荧光细菌（费希尔弧菌，*Vibrio fischeri*）来为其提供荧光。所有这些关系也就意味着，这些细菌的宿主可以区分它们想要的细菌与它们不想要的细菌。它们是如何做到这一点的？

- 纤维蛋白原相关蛋白（FREPS），是软体动物中存在的一类分子，它不仅跟抗体分子看起来很像，会对感染做出反应，而且两只蜗牛之间都有极大的差异。有可能，编码免疫分子的基因更容易突变，因此比正常基因突变的速率更快，从而为日后出现的体细胞重组提供了一个基础版本——与人体 B 细胞内出现的基因重排的原理没有太大区别。适应性免疫是否由此起步呢？

考虑到这类问题——以及在无脊椎动物"天然"免疫系统中的全部复杂性、特异性与活性，再考虑到，即使是在哺乳动物里，诸如自然杀伤细胞这样的细胞类型似乎就介于先天免疫系统和适应性免疫系统之间的灰色地带，[1] 一些免疫学家开始提出一个更广泛的问题：目前已经建立起来的"先天免疫与适应性免疫"的二分法，是否仍然有助于我们理解免疫系统？

无论它是否可以归为一个独立的适应性免疫系统，无脊椎动物目前尚缺少一个特征：免疫记忆。比如，海绵是公认的最古老、最简单的一种动物生命形式，它们甚至有能力重新组装自己：把一

---

1 通常认为，哺乳动物的自然杀伤细胞属于先天免疫系统，但是它跟适应性免疫细胞有共同的来源，而且会表现出特异性和免疫记忆力——这都是适应性反应的特征。它往往在感染之后的几天内出现——虽然不像大多数先天免疫成分出现得那么迅速，但依然比适应性免疫应答更早。自然杀伤细胞可以抗病毒、抗细菌，也可以攻击肿瘤细胞。总而言之，我们对它了解得越多，就发现它的特征越模糊。更加模糊的一个例子是，还有天然杀伤 T 细胞，它介于自然杀伤细胞和常规 T 细胞之间。

只海绵切成几段,它们会重新连接起来。把两只海绵切碎,混起来——结果它们依然会形成原来的两只,因为它们有能力区别彼此。当你试图把一只海绵的片段"植入"另外一只的时候,受体会排斥"移植体",因为海绵依然可以区分"自我和非我"。在脊椎动物里,当你试图重复一次失败的移植的时候,会引起更快速、更果断的排斥反应,因为受体产生了免疫记忆。在海绵里,情况则不是这样,这暗示着海绵没有真正的免疫记忆——对于所有其他无脊椎动物,科学家认为情况也是如此。虽然我们越来越难以声称免疫系统有何特殊之处,起码,就目前而言,适应性免疫中的免疫记忆能力仅属于"更高级"的生物体。

实施干扰

关于免疫系统,还有另外一层机制我们没有提到。因为它十分新颖,或者说,是最近才被发现的,现在我们知道,几乎所有的生物体,如真菌、植物、动物里都有干扰 RNA(iRNA),字母"i"代表"interference",干扰的意思,因为这种 RNA 会干扰其他的RNA。

在所有的活细胞里,RNA 是一类非常重要的分子,执行着许多关键的功能。最著名的一类 RNA 是信使 RNA(mRNA):它是基因转录出的副本，用来编码蛋白质的合成。因此，不难理解，这些信使 RNA 受到了严格的调控——这也是细胞对环境做出反应的方式。如果细胞突然需要更多的蛋白质 X，调控机制会确保基因 x 转录出大量的信使 RNA 拷贝，从而加速蛋白质 X 的合成。我们已经知道了许多调控机制，但直到最近才认识到干扰 RNA，这很大程度上是因为关于 RNA 的研究工作非常困难，特别是很短的 RNA 序列，它们很容易降解，也很容易受污染。

现在，由于技术的进步，我们有办法来分析 RNA 了，因此才认识了干扰 RNA。一种小的干扰 RNA 分子会跟特定的信使 RNA "匹配"，与之结合，然后阻止它本来要完成的工作。这样，这个信使 RNA 就成了一个无用的分子，无法再用于合成蛋白质了。

这是"和平年代"干扰 RNA 的功能，是细胞的反馈调节机制之一。不过，有些干扰 RNA 针对的不是细胞本身的信使 RNA，而是病毒的 RNA。

所有的生物体都会不时受到病毒的攻击。病毒本身无法复制，而是必须依靠宿主细胞，为实现这一点，所有的病毒都会在感染宿主细胞之后合成 RNA。有些病毒自身的遗传物质是 DNA，跟我们一样；另一些病毒则使用 RNA（比如艾滋病毒）。无论是哪种情况，当病毒颗粒感染宿主细胞的时候，它都会释放出自己的 RNA，并开始复制（用来控制宿主细胞，对 RNA 病毒来说，这些 RNA 也会被包裹进蛋白外壳来产生更多的病毒，它们会感染更多的细胞，如此循环）。作为回应，宿主细胞会识别出这些新出现的外源 RNA，然后把它切碎（有趣的是，负责该过程的蛋白质叫作切丁酶，Dicer）。细胞会利用这些切碎的病毒 RNA 来干扰病毒的复制过程，以避免被它们"绑架"，从而转危为安。

不过，问题在于，病毒也抓住了这个窍门（也许正是病毒发明了它），可以产生它们自己的干扰 RNA，阻止宿主细胞的生理过程，并为己所用。所以故事还在继续，小 RNA 分子和酶在细胞里漫天飞舞，调控、反调控、扰乱调控，每一方都试图占据上风——而关于这一切，我们直到 1989 年才有所认识。

一个干扰 RNA 分子必须要跟靶标配对，才能发挥作用。这意味着，所有"简单"的物种——植物、昆虫、真菌——它们的抗病毒能力都高度特异。最近一项关于果蝇的研究表明，受病毒感染的细胞会向宿主的其他抗病毒防御机制发送信号：感染来了。于是，这种先天免疫应答既特异又可精确调控。

无路可逃

接下来，我想谈谈植物的免疫系统，不过我猜，到了现在，你可能知道我要说什么了。没错，植物也有免疫系统，它们饱受形形色色害虫的攻击，当然需要想办法抵抗这些祸害——但它们没办法逃到一个更好的环境去。同样的，植物呈现的往往是先天免疫应答，非常有效，而且常常也能识别病原体。另外，植物会表现出所谓的全身获得性抗性（Systemic Acquired Resistance），它有点像免疫记忆，只是没那么特异，但它（也许）可以传承数代。没错，植物的免疫系统看起来跟动物的非常相似，而且使用同样分子（比如 Toll 样受体）的多种变异。它们也能够区分自身细胞与入侵病原体，区分有益或有害细菌（尤其是在微生物和植物密切合作的根际）。最后，正如我们深入探究其他生物体一样，我们对植物的免疫系统充满好奇，未来仍有许多需要学习的地方（包括一种极富魅力的称为"马赛克"嵌合的现象……太吸引人了，我简直按捺不住想来聊聊它！）。

当然，植物也有其独特之处：首先，植物没有在全身流动的特殊免疫细胞；实际上，植物的每个细胞都可以做出免疫应答，而且也都能告诉周边的细胞危险要来了。不过，植物和动物免疫系统的相似之处也非常惊人，我相信你也会同意这一点。

所有这些都不奇怪，因为植物也是复杂的生物体，有许多部件和系统。植物有免疫系统，这个论点是站得住脚的。不过，那些更为简单的单细胞生物，比如微生物呢？它们也有免疫力吗？

没错，有的

当然也有，否则它们早就死掉了。

所有活着的生物，包括微生物，都会被寄生虫感染，因此它们必须想办法来对付这些寄生虫，否则很快就会灭亡。免疫学家一度认为细菌只是免疫功能防御的对象，而不是功能的体现者，但是随着我们对这些微小的生物体与环境的相互作用了解得越来越多，这种观点也逐渐得到了修正。

自然，由于单核细胞生物个体较小，它们的免疫防御机制跟多细胞生物在细胞或分子水平上的防御机制会有所不同，但是核心的操作原则却是类似的。比如，细菌免疫系统的一个著名的例子是限制修饰系统（Restriction-modification System），这是细菌抵御噬菌体的方式之一。这套系统利用特殊的酶来修饰细菌的 DNA，从而把它与噬菌体的 DNA 区分开。当噬菌体侵染的时候，限制性内切酶会识别出未经修饰的 DNA，并进行切割。细菌也会改变细胞膜表面的分子，试图阻止那些入侵噬菌体。在极端的情况下，一个受感染的细菌细胞甚至会自杀，来保护其他同伴不受感染（类似于受感染的人类细胞向免疫细胞发出信号，请求杀死它们）。最近，研究人员从噬菌体内发现了许多基因序列，叫作"生成多样性的反向元件"（Diversity-generating Retro-elements），这些序列似乎高度可变，像是抗体基因那样，它们也使得细菌宿主的基因组更加多样——简言之，它们就像是演化的助推器，保护宿主不受噬菌体的侵犯，但悖论之处是，该机制仍然需要噬菌体来传播。这是出于噬菌体的好心吗？我们还不确定这里究竟发生了什么。

另外一种广泛存在的机制，叫作 CRISPR，[1] 这是研究人员近几年才发现的，现在我们知道，它在许多细菌和古生菌里都有出现。CRISPR 的工作原理有点儿像干扰 RNA。这套系统从入侵的病原体（比如病毒）中切出一段 DNA 序列，并把这段信息"记录"在细菌基因组的特殊位点——事实上，这就相当于"记住"了病毒，并用它来对抗感染。[2] 这种"记忆"可以传播给子代细菌。

请允许我稍事停留，表达一下我的惊叹之情。细菌不仅有免疫功能，而且还有适应性免疫能力。它们有免疫记忆。在演化之路上

---

1 规律成簇的间隔短回文重复（Clustered Regularly Interspaced Short Palindromic Repeats，CRISPR）。命名这个的人肯定很欢乐。

2 在过去几年，CRISPR 系统日新月异，已经成为基因编辑的极为有用的工具。作为前沿生物技术，CRISPR 可谓实验室必备工具之一，已经在上千份研究中以令人眼花缭乱的方式展示了它的威力，也引起了一系列的争议与讨论，这需要另一本书来谈。仅举一例你就知道它有多火爆了：在 2018 年的大片《狂暴巨兽》里，CRISPR 就作为明星技术出场，用来"解释"巨兽的诞生。乖乖，跟巨石强森搭档，水平可见一斑。

不断出现的免疫概念下的"自我"（以及"记忆"），在细菌这样的微生物尺度上已经有所体现，虽然它们的机制并不相同。可见，"自我"这回事，[1] 根深蒂固。

不过，一个不争的事实是，细菌并不总是把外源 DNA 视为洪水猛兽，加以攻击。远非如此！许多细菌会主动从不同的来源以各种方式主动获取外源 DNA 分子，有时甚至会从外界环境中采集基因，嵌入它们的基因组，好像就是为了尝个新鲜。[2] 举一个你一定听说过的例子，这就是细菌如何从环境中获得抗生素耐受基因的。细菌并不总是拒绝这些移动的遗传元件（转座子、质粒、噬菌体 DNA）。细菌对新的（往往是有害的）经验保持开放的能力，是它们如此成功的原因之一。

既然细菌对外界的影响持开放态度，为什么我们还会看到细菌保护自己不受感染?

也许我们这里看到的是一种赤裸裸的斗争：外源 DNA 片段努

1　2018 年，来自魏茨曼研究所（Weizmann Institute）的研究人员在细菌里发现了另外 10 种可能的防御机制。限制性修饰酶和 CRISPR 可能只是细菌多种防御机制中的两种。

2　我们这些多细胞生物有许多基因可以选择，有许多方式对它们重排，尝试新的组合。有性繁殖就是一种不错的方式。无性的细菌往往没有这种选择，所以为了在不断变化的环境中修饰基因组，它们需要尝试摄入外源 DNA。这是一个有风险的游戏，但是如果不这样，它们就会停滞不前。

力试图入侵细菌，从而能够过上寄生生活，仅此而已（这恰好符合"自私的基因"这个概念）。相应的，细菌也在努力试图赶走它们。不过，简单地进行寄生并不总是寄生体的最佳策略，再说宿主也不会袖手旁观。也许，这是一种更加微妙的关系，彼此各取所需。事实上，这就很像我们跟那些在我们体内、体表和生活的菌群的关系。

在第一章，我提到了黏膜免疫系统是如何工作的：它的组成元件位于身体与外界接触的地方，因此时刻会接触到微生物。实际上，黏膜免疫系统要比我们之前谈论过的"经典"免疫系统范围更广。很有可能，黏膜免疫系统不仅涉及面更大，而且更原始，比身体其他无菌部位发起的免疫应答来得更早。

假如有人说细菌"自私自利"，那他需要重新考虑一下这个事实：细菌之间的关系非常复杂，会让肥皂剧编剧自叹弗如。在一些细菌群落里，单个细菌细胞会散播一种毒素，毒死所有跟它不完全一样的个体（因为它们没有有效的解药），从而为它的同伴争取更多的资源。人们也知道，细菌会为了群体而牺牲自己。许多细菌还可以感知到所在的环境中有多少同类，即"群体效应"，并根据这些信息调整生活方式。

说完细菌和古生菌，我们在演化之路上的溯源大概就走到尽头了。我希望我已经说服了你，人类免疫系统的起源可以追溯到几亿年前——鲨鱼的淋巴细胞,蜗牛(以及其他生物[1])中无处不在的类似抗体的分子和基因、编码 Toll 样受体的基因以及干扰 RNA。虽然这些分子不是完全一样,面对着同样的问题,这些物种依然演化出了同样的解决方案——那就是免疫系统的特异性和适应性,而且总是以不同的形式在不同物种中反复出现,哪怕他们的免疫记忆类型相差甚远。在这一幅幅生物万花筒的画面中,一个共同的主题浮现出来:每一个个体都在维持着它自身的完整性和稳定性,与此同时,也要对不断变化、充满挑战的环境做出响应。

为什么如此可疑?

不过,是否真的都跟自我和非我有关呢?不是每个人都接受这种划分。波丽·马辛格(Polly Matzinger)和她的同事们对此发起了挑战,他们提出了另一种看待免疫的观点,叫作"危险模型"。

危险模型认为,免疫细胞并非容忍自身抗原并攻击外源抗原,免疫细胞实际上是对受伤的身体细胞发出的信号做出响应。当皮肤、肝脏、肌肉,或者任何其他类型的细胞承受压力或受到损伤的时候,

---

1 类似抗体的基因家族,也被称为"免疫球蛋白超家族",在自然界中广泛分布,很可能在演化早期就出现了,它们的功能往往跟免疫无关。

细胞成分就会渗透进入体内环境，向外界传递化学信号"遇到麻烦了"，并引发免疫应答。因此，并不是抗原（病毒、细菌、寄生虫、毒素，等等）的存在本身引发了免疫应答，而是它们带来的危险引发了免疫应答。

从这个角度观察，人体组织与益生菌的关系更容易理解：身体并不是时刻不停地、主动控制自己不去攻击这些细菌。身体不用费什么麻烦就能容忍它们，前提是它们不引起细胞损伤。胚胎、食物，或者其他跟我们身体组织接触的外源物质，只要它们表现得很乖，就不会有麻烦。身体的默认选项是信任，而非怀疑；这使得共生以及物种之间其他类型的合作更容易开展。

自我和非我模型认为，在我们几个月大，大多数 B 细胞和 T 细胞成熟的时候，我们的身体区分自我和非我的能力基本上就固定下来了。但是实际上，人体在一生之中都在不断变化。怀孕、哺乳、青春期——所有这些都会产生我们在婴儿时期没有见过的分子，但是我们的免疫系统并不会对它们发起免疫应答。相比之下，危险模型提出的"互不干扰"的态度跟这些事实就不冲突，因为，这些过程里细胞并未受到伤害。

我们也知道，植物和细菌会向同类传递压力信号。一些植物在被病原体攻击的时候会发出信号，其他植物收到信号之后会为病原体入侵提前做好准备。人类细胞是否也会表现出这种行为呢？

马辛格及其同事们认为，危险信号会被一类叫作树突细胞的免疫细胞接收。在过去很长一段时间，这类细胞并不是研究人员关注的重点，但是这几年来，情况开始有所转变；现在的主流观点是，树突细胞在免疫调节中发挥了核心作用。根据危险模型，树突细胞会感知到临近细胞处于危险之中，并提醒免疫系统赶来解围。

自从 20 世纪 90 年代末提出危险模型以来，马辛格和她的同事们一直在不断丰富该模型的细节。他们认为，免疫应答要比我们之前认为的更加因人而异，受到的调控也更加精细。受伤的组织不仅会提醒免疫系统出现了危险，还会决定针对这种危险需要采取哪种类型的反应（效应类别），也就是说，免疫系统会根据病原体的类型以及发现它的地点，产生不同的免疫应答。此外，免疫应答不需要火力全开——危险信号可以调节反应的强弱。最初的免疫应答也许只在局部，而且相对轻微，但是如果危险信号不断出现，那么免疫应答也会相应加强。

在马辛格看来，免疫并不是一个巨大的系统，在孩子几个月大的时候就几乎成熟；相反，她认为免疫包含了许多局部的、组织特异的反应，每一种反应都因时因地而异。根据这种观点，与其说免疫是一群各司其职的警察来保护手无寸铁的细胞不受病原体的伤害，不如说免疫是身体所有细胞的一个特征：危险出现的时候，它们就会发出求助信号；一旦危险消失，求助信号也会消失。免疫功能的调节也是组织特异性的，如果特定组织里还有共生菌群，那么后者也会受到相应的调控。

　　不过，对于许多现象，危险模型也只能提供部分理论解释。这些压力信号是什么？它们是如何工作的？科学家们想知道这些问题的答案到底是什么。关于自身免疫疾病的发病原因，马辛格和她的同事认为，这些疾病可能是由于自身信号被误认成危险信号——或者，它们根本不是自身免疫病，而是源于一种非常隐蔽的、尚未检查出来的感染。[1] 可是，如果自我与非我不是问题，那么为什么组织和器官移植会被排斥呢？马辛格认为，移植组织从原来的身体里被切下来之后，依然携带着危险信号和被激活的树突细胞，这会引起免疫应答。那么，这种模型是如何解释针对癌症的免疫应答呢？癌症细胞并不会表现出压力，也许危险模型正好能够解释为什么免疫系统有时会遗漏掉一些癌症——但是它为什么又会捕捉到另一些癌症呢？可见，危险模型的支持者还有许多后续工作要做。

　　我并没有资格来评价不同模型的优劣，更无意给出最终裁决；你也许注意到了，我好像对危险模型深信不疑；或者说起码它是一

1　在医学史上，不乏这样的例子。如果我们追根溯源，一切感染性疾病都是如此，最近的一个例子是：胃溃疡一度被认为由饮食不良和压力过大引起，但是最近我们才知道，这是由幽门螺旋杆菌引起的。

个有用的模型，这也许是你对一个科学模型能提出的最高要求了。[1]
如果身体果真是如此工作的，那我会觉得不错，但大自然并不在乎
我的感受。学术界最终会拒绝、容忍还是接受这种观点？我们拭目
以待。

第三方解读

在你看电视的时候，是否遇到过这种情况：你在看一个犯罪片
或者一个法政剧，但看了一会之后你会感到有点奇怪，因为你不知
道哪个是好人，哪个是坏人。

你是否听过一个朋友向你转述他/她跟一位愚蠢的同事的争吵，
你很容易听出朋友的立场，因为他/她陈述一方的时候用平静、讲
理的声音，而陈述另一方的时候则用尖利、愚蠢的声音（"我告诉
他：'朋友，你说，为什么我们不尝试一下这种办法，然后看看效
果如何呢？'，但是他却说：'不！那太愚蠢了！我不想这么做！因
为……'"）？当然，也许你猜到了，在另一个屋子里，也在发生同
样的对话？唯一的区别只是声音的扮演调换过来了。

---

1 在科学探索中，"真理"这个概念会引发许多意外的难题；谨慎务实的科
学家往往回避讨论它。

可见，有必要从一开始就知道你听到的是哪一方的故事。

读到这里，你已经听我谈了一会免疫系统的演化，因此，我想提醒你，这只是故事的一个方面。换个角度，我一样可以讲述微生物是如何演化的（而且依然在演化），从而在宿主体内繁衍生息。当我们看到细菌在跟免疫系统斗争的时候，要弄明白到底发生了什么，并不总是一件容易的事：这是一个平衡的、持续的斗争，还是好不容易争取到的休战？这是和谐共存，抑或彼此依赖的动态平衡？这是慢性疾病，还是注定要发生的急性感染？这是宿主的胜利，还是微生物的诡计得逞了？真相往往并不容易看清。

我之前提过，入侵人体（或者任何生物体）都不是一件轻松的活儿。不过，一个生态位就是一个生态位，只有敢于迎接挑战的生物，才有可能尝到其中的甜头。

微生物使用了各种各样的诡计：掩饰、欺骗、伪装以及赤裸裸的暴力……简直罄竹难书，哦不对，医学微生物学的教科书里已经一一列举出来了。如果你感兴趣，欢迎前去阅读，但是请允许我挑选几个策略，以飨诸位：

- 前文提到，结核分枝杆菌（它能引起结核病）进入人体肺部之后会被巨噬细胞识别并吞没。结核分枝杆菌对此毫无怨言，因为这正是它的计划的一部分。它平静地捣毁了巨噬细胞的消化体系，在细胞内安营扎寨，躲过了外界的风吹雨打，进而增殖，然后感染更多的巨噬细胞。

- 许多病原体会产生一些跟免疫系统自身的信号类似的分子。通过这种方式，它们按照自己的意愿改变免疫应答。比如，假结核耶尔森氏菌（*Yersinia pseudotuberculosis*）会产生一种叫作 YopJ 的蛋白，它会调控炎症反应。这种细菌会向周围释放出该蛋白，使免疫系统放松警惕，从而方便了细菌的生长和繁殖。

- 当人类细胞被病原体攻击的时候，它们的反应（正如第一章提到的）是发出报警信号，让免疫系统知道它们的处境。衣原体却会阻止该过程，从而继续隐藏在受感染的细胞之内。

- 有些细菌，比如脑膜炎双球菌（*Neisseria meningitides*，它能引起脑膜炎）和流感嗜血杆菌（*Haemophilus influenzae*，它引起类似流感症状的疾病），会在它们的外壳上包裹一层唾液酸，这会有效阻止免疫系统的攻击。不过……

- 在许多健康的成人体内，有一种细菌，即肺炎链球菌（*Streptococcus pneumoniae*），就不会被上述花招欺骗；它会把那些伪装者外面的唾液酸扯下，使得免疫系统可以对后者发起攻击。当然，肺炎链球菌还可以向其他细菌喷射过氧化氢（这是一种漂白剂，很毒的东西），来打击资源竞争者，从而间接帮助了我们。是不是很机智的细菌呢？

- 大肠杆菌和沙门氏菌可以模拟 Toll 样受体的活性，激活免疫应答来驱散其他微生物。

- 奈瑟氏淋球菌（*Neisseria gonorrhoeae*）、贾第鞭毛虫以及几种支原体，会周期性地随机改变它们的外层包被。于是，那些本来针对这些微生物的免疫应答就失效了。等到免疫系统做好准备，微生物又要进行另一轮变形了。

- 在我们的肺部、肠道内壁和其他表面，第一层细胞都是上皮细胞。它们密密地排在一起，彼此之间几无缝隙。它们的形状和结构是由内在的蛋白骨架（即，肌动蛋白）决定的。当细胞需要维持或改变形状的时候，肌动蛋白会在合适的位置延长或缩短。单核细胞增生李斯特菌（*Listeria monocytogenes*）就会攻击肠道上皮细胞内肌动蛋白多聚化的过程，使用肌动蛋白捣毁宿主细胞膜，然后，这些细菌就可以堂而皇之地进入细胞，而不会被免疫系统发现。

- 有些病原体会释放出引起抗体强烈反应的抗原分子，这些游离的分子其实是伪装者，是用来转移免疫系统注意力的，从而保护了病原体本身。当免疫细胞或抗体接触到犬弓首蛔虫的幼虫时，幼虫会脱掉它们的"皮肤"，即免疫因子结合的表面蛋白，就好像蜥蜴危急时会断掉尾巴。

以上只是一个很小的样本。每一种病原体都有一肚子关于如何入侵的鬼主意，或者说，每一种病原体就是这些鬼主意。在它们漫长的演化过程中，这是它们唯一的生存策略。

平衡的蠕虫

上一节，我提到了犬弓首蛔虫，我好不容易才忍住没有提另外一种寄生虫：蠕虫。这类寄生虫成员众多，个个都是入侵或躲避免疫系统的行家，它们有许多花招可以帮助它们在人体内存活下来、繁荣昌盛。它们之所以需要这些花招，是因为作为寄生虫，它们的个头太大了，免疫系统不可能看不到它们。即使是个体较小的蠕虫物种，也有几毫米长，跟病毒或细菌比起来，这可谓庞然大物。[1]

在世界上许多欠发达地区，由于卫生条件较差，蠕虫带来了无尽的痛苦：据统计，世界上约 1/4 的人口感染了某种类型的蠕虫。卫生机构正在尝试使用预防、清洁的手段和抗虫药物来缓解疫情。与此同时，在发达国家，人们已经成功消灭了蠕虫疾病。

也许有点过于成功。

1　有些体型较大的蠕虫甚至有几米长，简直可怕。

免疫应答有几种不同的形式。我们理解得最透彻的两种是 Th1 和 Th2（Th 代表辅助性 T 细胞，这是一类重要的 T 细胞）。它们的细节比较复杂，但大体画面是这样的：这两种反应处理的是不同类型的感染——Th1 类型的辅助 T 细胞会向吞噬细胞和杀伤性 T 细胞发出激活信号。听到"集结号"之后，这些细胞会追踪并摧毁任何被病毒或特定细菌感染的人体细胞。与此相反，Th2 反应是直接攻击那些尚未入侵人体的病原体，Th2 细胞会激活一种叫作嗜酸性粒细胞（Eosinophils）的免疫细胞，来杀死蠕虫。[1] 只要一种 Th 反应上调，另外一种就会下调。这种机制是合理的，因为这样可以节约身体的资源，并降低免疫应答的副作用。

蠕虫激活的正是 Th2 反应。有人因此认为，此消彼长，在那些蠕虫病发病率较高的国家，过敏反应（Th1）的概率恰恰因此更低。（在过去几十年里，发达国家里出现过敏反应的人越来越多）。流行病调查显示：蠕虫越是肆虐，过敏反应就越少。

蠕虫采取的各种躲避和反击策略，以及它们的存在本身，都会

---

1 在还是学生的时候，我学到了关于 Th1 和 Th2 的知识，但是现在我们知道，还有几种新的辅助性 T 细胞，比如 Th17 和 Tfh，这都是近几年才发现的。这让我觉得自己是个老古董了。Th17 细胞帮助吞噬细胞杀死真菌和某些细菌，而 Tfh 细胞则会帮助 B 细胞产生抗体，来消除细胞外的细菌和病毒。随着研究的深入，这些细胞类型可能还会进一步细分，我们对细胞激活的条件、对象和时机的了解会越发细致。

对免疫系统产生影响。一个效果就是它们会抑制炎症反应——要知道，世界上有许多人巴不得他们的炎症反应受到一点抑制呢。[1]

因此，许多患有慢性自身免疫综合征（比如，炎症性肠道疾病）的人现在正在接受蠕虫治疗（用的是钩虫），针对其他炎症疾病的临床治疗也正在测试。

这听起来有点怪诞：有人竟希望——不，坚持要——被寄生虫感染。他们向医生求助，医生给他们的药是一小杯钩虫卵，然后他们就喝下去了。在他们的胃里，这些卵会孵化，幼虫会爬出来。然后，不知怎的，患者就感觉好多了。当然，钩虫不会存活很久（医生选择的物种并不会在人体肠道内存活很久，否则就会有新的麻烦了），因此，过一段时间，患者又要接受新一轮的感染，以维持免疫系统的平衡。

当然，如果我们可以不用虫子（比如使用其中的有效成分，类似某种"钩虫提取物"的药物）就可以治疗疾病，那就更好了。但是，目前还没人知道到底哪些成分重要——而且似乎要见效，必须要用活的蠕虫。

为了解释关于蠕虫的这个情况，研究人员提出了"老朋友假说"

---

1 在人类发现抗生素之前，治疗梅毒的一个办法就是让患者再感染上疟疾。疟疾引起的高烧会杀死梅毒螺旋体，之后再用奎宁来治疗疟疾。

（Old-friends Hypothesis），这是"卫生假说"（Hygiene Hypothesis）的一个改良版。你也许听说过"卫生假说"，它已经流传了很长一段时间，但直到1989年才由大卫·斯特拉昌（David Strachan）正式提出。他进行的流行病学调查显示，那些在农场里或田野边上长大的孩子要比那些在城市里长大的同龄人更少患上过敏。从此之后，"卫生假说"就被用于描述许多不同的观念，其中一些得到了研究支持，而另一些则没有。

总的来说，老朋友假说的大意是，免疫系统是在一个充满微生物的世界里发育的，我们经常要跟许许多多的微生物打交道。我们已经看到了免疫系统跟肠道微生物的密切联系，但是这样的亲密关系也可能会扩展到病原体。免疫系统已经对一定程度的接触和较量习以为常了。现代社会，是人类有史以来最爱清洁、刷洗、消毒的阶段，我们受感染的机会大大减少——但这破坏了免疫系统的平衡。我们的免疫系统习惯了跟某些病原体对抗，一旦没有了对手，它就会工作失常。因此，婴儿和小朋友也许最好要接触一点脏东西。

显然，你不希望你的孩子脸上有霍乱菌，虽然研究人员在2000年发现结核病对预防哮喘有帮助，但这并不意味着你要让孩子染上结核。但是"脏东西"里含有许多常见病原菌的减毒突变株（不再那么有害），这可能对孩子的身体有益。没有它们，孩子日后也许更容易患上免疫综合征——比如过敏和自身免疫病。

问题是，要多干净才算干净，要多脏才算脏呢？抱歉，我真的不知道答案。

免疫行为

不言自明，抵抗疾病的最好方法就是不生病。避免感染是如此明显的事情，以至于连那些没有大脑的生物都会表现出回避感染的行为。可以说，这也是另外一种免疫能力，近年来的研究称之为行为免疫系统。不难理解这为何不是一种"真正"的免疫系统，因为它没有涉及我们谈论过的淋巴细胞、Toll 样受体或者其他任何免疫分子。不过，行为策略的确可以对抗感染，有益生物体的健康，而且它们可以部分地传给后代，因此我们可以谈论它们的演化。[1]

行为的某些特征当然是受基因的影响，对此我们比较确定。但是一旦开始考虑人类行为的哪些部分由基因决定，哪些不是，情况就马上变得复杂起来。无数的人把他们的职业生涯都用来回答这个问题。人类的行为不易理解，我们不妨暂时把这个难题放一放，先

---

1 我们应当小心，避免作出"所有的行为都有益处"这样的假定。不过，很少有严肃的演化生物学家认为我们的行为——或者任何特征——仅仅通过对我们的益处就可以得到解释。演化当然不是一个没有错误的机制。

来看看那些较简单的生物所表现出的行为模式。[1]

　　许多生物本能地知道如何识别并回避受感染的食物，我们会这样，昆虫也会这样。大多数昆虫，如果有选择，会偏爱那些没有被病毒侵染的叶子（即使这是它们第一次见到这种类型的病原体），更大的动物（包括人类）都会避免吃腐烂的肉或水果。

　　有些昆虫还会吃药：受到感染的时候，它们会吃下一些没有营养价值但会帮助抵御感染的东西。另外一些昆虫即使在健康的时候也会这么做，就像是一种预防措施。帝王蝴蝶会在有毒植物的叶子上产卵，从而避免寄生虫感染。上文提到过，有些生物会不辞辛苦地在它们的卵上敷上一层益生菌，以达到同样的效果。

　　另一些时候，昆虫会做出相反的调整：在生病的时候，它们会有意少吃东西。研究人员不是很确定为什么会出现这种情况，他们猜测，这样昆虫能把更多能量用于对抗疾病而不是消化食物，有点像是我们在感冒的时候就不大想吃饭。

　　有些冷血动物会视情况来升高或降低自身的体温，从而达到抑制乃至消灭病原体的目的。

　　群居昆虫，顾名思义，就是那些相对于独居昆虫更喜欢以部落方式生活的昆虫。这些部落里的成员经常为了部落的更大的（遗

1　接下来的几个例子都引自同一篇论文（详见拓展阅读）。

传）利益而牺牲自己的利益（往往是自己的生命）。这使得一些研究人员把整个部落称为"超级生物体"（Super-organism）：其中的每一只昆虫都不再是一个个体，而是系统里的一个组成部分。群居昆虫（比如蜜蜂）会从蜂巢中移出死去的幼虫，就好像人类不会把尸体放在屋里，也像免疫细胞从人体的循环系统中清除死去的或危险的细胞。

一个有趣的现象是，群居昆虫用于"调控"免疫功能的基因似乎比独居昆虫的更少。例如，比起蝇类和蚊子，蜜蜂似乎缺失了许多与免疫相关的基因。这可能意味着，在演化的过程中，蜜蜂发现它们不再需要昂贵的免疫功能，因为它们养成了良好的卫生习惯。这些多余的免疫基因于是在自然选择的过程中被清除掉了。[1]

然而这并不意味着行为免疫没有代价，或者成本更低。控制本能行为的基因和通路也有其代价。目前的研究尚未发现行为免疫比常规免疫在整体上有更明显的优势。说到底，它们可能也并不是完全割裂的系统：更像是先天免疫和适应性免疫那样彼此对话、相互调节，行为免疫可能也是生物体整体免疫系统的一部分。

回头再说人类：我们有多种方式避免生病，避免把疾病传给他

---

1 另一种可能的解释是，它们使用的另外一种免疫基因和免疫功能，只不过我们目前尚未发现罢了。

人；我们吃饭之前会洗手，我们会刷牙，如此等等。许多行为都是我们长大的过程中学到的——没有哪个婴儿生来就会洗手——但是另外一些行为却是我们一生下来就会的。

不瞒你说，我对所谓的演化心理学这个研究领域始终半信半疑，它的研究目的是寻找人类心理和行为的遗传特征。这在原则上没有问题，但是我对其他那些更多依靠推测而来的结论却不是很接受。话说回来，我们判断出他人生病并做出反应的能力的确是演化出来的。举例来说，一项研究发现，即使是看到病人的照片，都会使我们的免疫系统变得更为活跃。另外一项研究试图阐明我们的厌恶反应，这使得我们避开那些看起来可能有传染性病原体或者类似危险的东西。[1]"恶心效应"其实根深蒂固。比如，脓就是一个很好的例子，什么东西越是像脓（它是传染性疾病的产物，而且里面满是病菌），人们就越不愿意靠近它。

另外一些更富争议的研究暗示——我要提醒一句这是一个推测性的想法——也许我们的某些文化态度也受到了行为免疫应答的影响。在地铁上，如果遇到一位看起来脏兮兮的、身上有味道的陌生人，而且还不停地咳嗽（这可能是我，来打个招呼呗：嗨！），你

---

[1] 我曾参与过一个这样的实验，是一份在线调查问卷，直到最后我才知道它的目的。

会对这个人退避三舍，这是本能吗？还是说，在人类历史上，我们的行为免疫应答使得我们对那些似乎是远道而来的陌生人保持距离，因为他们可能携带着某些我们不熟悉的，或者更危险的病原体？

我简直可以看到新闻标题了："科学告诉我们，排外主义就在我们的基因里！"不，不，我并不是真的这么认为，也没人会这么认为。不过，这体现了我们的免疫系统影响之深。此外，如果有一些过时的本能在影响我的心智，我想我还是希望知道它是怎么回事。

人类的另外一种行为却对整个物种的免疫有深远的影响：有一些人类在学习和研究免疫学。不得不承认，这是一种相当罕见的行为，而且显然不是演化心理学寻找的内在特征，但是，我将把接下来的一章献给这个主题。

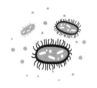

第四章 研究的历程

我们还没有死掉，是因为人们在不断探索疾病、健康和免疫的机制，而且不断有新的发现，这使得人类可以控制疾病，降低死亡率。本章我们会对免疫学历史上一些有趣的进展、辩论和错误进行细致分析，回顾我们的认识是如何发展成今天的样子的。

小时候，我特别不爱吃青菜。我妈想方设法就为了让我能吃进去一点维生素，但都不奏效。

在大约 9 岁的时候，我在奶奶家过了一个暑假。我奶奶是那种传统的家长，非常爱她的孙子，因此，对我的营养也非常关心。我的其他堂兄弟都是在农村长大的，他们住在农场里，修理完拖拉机就吃点甜椒当作点心——而我这个城里来的小朋友居然会跟一盘沙拉过不去。在这种情况下，我要怎么活下去呢？午饭时间到了，奶奶问我要不要吃点蔬菜，我礼貌地谢绝了。然后她一一询问了我想吃哪种青菜，最后她问我："你妈妈都不给你青菜吃吗？"

我说："她会给我做番茄汁喝。"没错，虽然我不喜欢，但是在夏天妈妈会给我做一杯冰镇的番茄汁，我发现勉强还能喝下去。奶奶很高兴，马上开始动手做。不一会，我们就在小小的餐桌前坐下了，奶奶在左边，爷爷在右边，我在中间，面前是一大杯新鲜压榨的冰镇番茄汁。我喝了一口。

直到那一刻，我才恍然大悟：之前妈妈给我这个难缠头做的，其实都是经过稀释且加了许多糖的番茄汁。然而现在我手里捧着的这一大杯，才是 100% 纯正的番茄汁，不用说，简直是 100% 的难喝。

虽然当时心里一震，但我马上意识到：不能给我的家族荣誉蒙羞。如果我跟奶奶实话实说，或者我脸上表现出了异样，这可能会进一步恶化奶奶对我家本来就不高的评价。我是该坦白呢，还是要把这杯"毒药"喝下去？

接下来发生的事情并不重要，[1] 重要的是我第一次感到新的信息会迫使你以新的方式去重新思考过去。在科学中，这种情况时常出现，虽然难以下咽，但是通盘考虑之后，你会意识到这样是好的。

我打算先来谈一谈免疫学研究的过去，但是它的现状却会不断地打岔。我们现在对免疫学的认识，即前面三章所谈的内容，会让我们看待过去时戴上一副有色眼镜。我们可能会忍不住只提到那些辉煌的胜利，把过去的发现描绘成许多具有献身精神的科学家前赴后继取得的成果。而当我们作为事后诸葛亮回头来看的时候，就难以体验到曾经费尽心机的科学家的努力和艰难，也难以理解当时的科学家怎么费了那么大的劲才得到今天我们已经知道的答案（也许在本书一开始，我应该注明：前方有剧透，请小心！）。

如果我们不是非常小心，对科学史的解读可能会误入歧途。我们可能会为那些找到了正确答案的科学家拍手称快，而为那些误入歧途的研究者感到遗憾（也许还有一点点自视高明），这既不公平，也不正确。想一想在哥白尼之前的天文学家，他们试图在以地球为

1　如果你确实想知道的话，那就是：我端起杯子，一口一口终于喝完了番茄汁，啊，真是难以言喻的美好时光。

中心的宇宙观里理解星辰的运动规律；想一想那些笃信"自然发生论"（比如腐肉生蝇）的人，他们的头脑可是跟你我一样健全呐；再想一想过去的医生，他们在对心脏或其他内脏器官或血液循环毫不知情的情况下就试图理解并治疗疾病。将过去的胜利者视为英雄，而将过去的失败者当作傻瓜，这两种简单的认同方式都是一样的不妥，甚至是一种罪过。

免疫学的发展史上不乏见解的矛盾和冲突。作为医学和基础科学融合产生的交叉学科，免疫学也同时继承了两种不同学科的习惯、目标和思维方式。举例来说，免疫学里有相信临床医学的阵营，也有相信基础医学的阵营；有支持细胞学派的阵营，也有支持体液学派的阵营；有鼓吹指导理论的阵营，也有鼓吹选择理论的阵营；有推崇免疫化学及免疫系统特异性的阵营，也有推崇免疫生物学及非特异性的阵营。有一些争论已经达成了共识，还有一些争论仍在继续。

对疾病的研究从人类文明之初就开始了，但对人类免疫系统的研究则是相对晚近的事情，从19世纪下半叶科学家意识到细菌可以导致疾病算起来，免疫学也只有一个半世纪的历史。接下来，我们先来看看在那之前是什么情况，然后再看免疫学如何登上舞台以及后续的发展历程。

限于篇幅，我无法讲述全部的故事。不过，它也许不算是一个故事。它更像是一系列彼此关联的事件构成的一张网：其中有与公共卫生和流行病学相关的免疫学历史，有政治领域里的免疫学，免疫学与生物产业，一些科研机构变迁所体现的免疫学的社会史，比如法国的巴斯德研究所、德国的科赫研究所和美国的洛克菲勒基金会，以及科研经费如何塑造了科研，不一而足。即使我们暂且不谈这些，而仅仅关注实验室和诊所里发生的事情，这仍然是一项艰巨的任务，而且不乏一些严肃的德国教授彼此吹胡子瞪眼。关于免疫学的历史以及曾经的争论，已有多部大部头著作出版，我在书末的拓展阅读中列出了一些。本章要谈的是我认为特别值得一提的几段故事。

免疫、免疫的角色、免疫的功能——这些都是人们到了 19 世纪末认识到的。不过，免疫系统的概念则是晚近才提出的。"系统"一词暗示着连贯、交流、调控、整合以及一个共同的目标或功能。历史学家安妮 – 玛丽·莫林（Anne-Marie Moulin）曾指出，"免疫系统"这个词是 20 世纪 60 年代末期才出现的。我们稍后会看到，究竟是哪些因素使得关于免疫功能的不同观念最终形成了我们今天熟悉的"系统"。

远远早于那个时代

吉罗拉莫·弗拉卡斯托罗（Girolamo Fracastoro）认为，眼炎可能会通过患者看到另一个人而进行传播，就像是一种类似狗的动物的凝视，被称为"卡塔本莱法"（Catablepha），据说这可以杀人于千米之外。[1] 他认为，击打用狼皮做成的鼓可以撕裂羊皮做成的鼓。他对梅毒的解释是，这是奥林匹亚神的显灵，是太阳辐射对地球的影响。

当然，在今天看来这非常荒唐，无异于天方夜谭。不过，今天我们之所以还提到他，是因为他也有一些非常超前的观念。

弗拉卡斯托罗生于 1478 年，是一位医生、地质学家、诗人、天文学家、数学家。当然，这都是我们今天给他贴的标签；作为一位真正的文艺复兴人，弗拉卡斯托罗本人未必同意我们的界定。比如，他的名作《梅毒》就是关于梅毒这种疾病的（事实上，正是他给这种疾病命的名），还是一首三卷本的长诗。

在弗拉卡斯托罗看来，接触传染也就是腐烂从一个生物体传播到另一个生物体——就好像从一颗果子传播到另一颗果子，从一株树传播到另一株树，从一个人传播到另一个人。弗拉卡斯托罗认为，腐烂原则上可以按多种方式进行：一些疾病可以在远距离内传播，有些则必须通过接触，另外一些则通过"种子"来间接传播（每一

---

1 弗拉卡斯托罗并没有发明"Catablepha"这个词，这是当时人们认为存在的一种野兽。我猜他本人并不相信真有这种动物，但是据我所知，他讲得栩栩如生。

种疾病都有它特殊的"种子"），它们可能隐藏在受污染的材料里，然后在宿主体内繁衍。

最后一点是不是看起来很眼熟？把"种子"换成"细菌"，这就是现代细菌理论了，而且提到了病因的专一性（因此，治疗也需要专一）和传播途径，等等。比巴斯德和科赫早300年，弗拉卡斯托罗就已经提出正确的解释了。早在1546年，在人类尚未发明显微镜，也不了解微生物的时代，弗拉卡斯托罗就完成了他的著作。可叹呐，那个时代（就像我前文提到过的），人们尚不了解血液循环系统。仅仅在3年前（1543年），人们才刚刚发现地球可能是在围绕着太阳转动，而不是太阳绕着地球转，而且，当时大部分人仍然不相信前者是真的。弗拉卡斯托罗是一个天才吗？如果人们都听他的，是不是会免去几个世纪里遭受的病痛呢？

对人类来说，疾病一直都是一个难解之谜。疾病到底是什么？疾病是从哪里来的？为什么有些人会得病，而另一些人却不会？为什么会有如此多种不同的疾病？最重要的是，我们该如何治愈疾病？答案取决于你生活的地点、年代以及你信奉哪一个流派的观点。以欧洲为例，在19世纪之前，无论是古希腊的希波克拉特（Hippocrates）还是古罗马的盖伦（Galen），他们都认为疾病来源于上帝的旨意以及/或者是身体内四种体液的失衡。此外，人们也经常怀疑疾病是受恶魔的影响。空气里难闻的毒气，叫作瘴气，也可能会渗入人体，引起腐烂，导致疾病。古代、中世纪、文艺复兴时期、前现代、现代的医生和学者都试图来理解疾病，并给患者提供有效的治疗。

我们延续了这个传统——现在，我们讨论的是遗传因素、环境因素、免疫缺陷患者，等等——而且我们可以大胆地说，在这些方面我们的认识取得了长足的进步。我们知道了感染疾病如何传播、如何致病；我们认识到了微生物，因为我们可以在显微镜下看到它们。但是弗拉卡斯托罗仅仅靠思考就推测到了它们的存在。

但，果真如此吗？弗拉卡斯托罗提到的"种子"真的是微生物吗？当理解古人用词的含义的时候，我们需要特别小心——因为词语会变化，含义也会改变。通过阅读弗拉卡斯托罗的作品可以发现，很显然，弗拉卡斯托罗并不是在谈论活生生的生物。他认为传播疾病的"种子"是无生命的实体，就像洋葱里会使我们流泪的物质（这个例子是弗拉卡斯托罗书里提到的）。它们可以在宿主体内繁衍，但是它们也会来自天空，是大气或地球的变化创造了它们。如果我们继续向前追溯就会发现，弗拉卡斯托罗的解释来自一个古老的哲学流派，它的基本原则是世界万物相爱相杀，相爱者彼此吸引，相杀者彼此排斥。当然，在现代人看来，这几乎是无稽之谈。弗拉卡斯托罗是一个聪慧之人，但他也无法摆脱时代的局限，他并不是黑暗时代里的灯塔。

弗拉卡斯托罗也不是第一个提出接触传染会引起疾病的人。当14世纪的黑死病抹去了欧洲大陆 1/3 的人口之后，欧洲的先贤们必须要面对无数不容置疑的证据，这些证据表明：疾病并不总是来自身体内部。许多卓越的头脑都试图来理解这个世界，他们得出了五花八门的结论。弗拉卡斯托罗的许多同时代人都在讨论接触传染。当然，这仍然是上帝的意志，在当时没人对此有公开异议，但是上帝的意志也需要通过生理手段体现出来。弗拉卡斯托罗也不是第一个提出疾病源于"四种体液的失调"——跟他同时代的大名鼎鼎的帕拉塞尔苏斯（Paracelsus），更早的时候就提出过这种观念。

弗拉卡斯托罗的理论只是许多相互竞争的理论之一，它们大都跟接触传染的机制有关。它对同时代人和后来的思考者有一些影响，但也招来了一些批评。回头来看，他的一些观念都非常接近正确，不过虽然它们已经接近真相，但并不是那么自明。话说回来，很少有哪个观念是不证自明的。正是这些有点混乱、有点嘈杂的对话，我们现在称其为"科学"。

爱德华·詹纳

如果我们快进几个世纪，就会发现人们已经普遍接受了"有些疾病是通过接触传播的"这种观念。其中一个例子是天花，它已经困扰人类长达数千年之久。人们慢慢观察到，曾经患过天花的人就不会再患，不同地方、不同时代的人都曾想到过进行"人痘接种"，也就是从天花患者身上的脓包里取一点出来，接种到健康人的皮肤下，虽然接种者接下来会表现出轻微的疾病症状，但从此以后，就不会再得天花了。

　　在 18 世纪初，人痘接种法从土耳其传到了英国。这花了一些时间，而且是在英国驻土耳其大使的夫人，玛丽·沃特丽·孟塔古女士（Lady Mary Wortley Montagu，她自己的两个孩子都接种了人痘）的坚持之下，英国的医生才接受了这种新方法。在 1722 年，6 位因犯最先接种了人痘，效果甚好。[1] 确认过这套办法对儿童也是安全的之后（一个孤儿院里所有的孩子都参与了试验），英国皇室成员终于确信可以对自己的孩子进行接种了——对英国人民来说，没有比这更好的支持了。等到詹纳出场的时候，国王们已经给他们的军队、孩子和他们自己接种了人痘。民众纷纷效仿。

　　人痘接种对于抵御天花相当有效，当然，有时它也会使一些人得病。这套接种办法也可能引发其他感染——毕竟，这不是在无菌条件下操作的。当时的人们还没有无菌的概念。对孩子来说，人痘接种也是一项风险相当高的操作，因为孩子对天花格外敏感。尽管

1　特别是对他们自己：由于他们参与了试验，国王赦免了他们的死刑。

如此，因接种而导致的死亡率只有天花本身导致的死亡率的1/10，对大多数人来说，这已经足够好了。

当然，人痘接种也招来了许多非议。不少医生认为把病原体接种到健康的身体上是危险的，因此断然拒绝接受这些医学知识。接种过的人可能会把疾病传播给未接种过的人，而由于接种较昂贵，这往往意味着，疾病会由富人传染给穷人。此外，由于宗教的因素，之前人们认为天花是对罪的惩罚，预防天花也就相当于在抵制上帝的旨意。除此之外，接种这种行为本身也是有罪的。"康健的人用不着医生，有病的人才用得着。我来本不是召义人，乃是召罪人。"（马可福音2:17）。在1721年的波士顿，美国传教士科顿·马瑟（Cotton Mather）和扎布迪尔·博尔斯顿（Zabdiel Boylston）医生试图通过人痘接种来对抗当时流行的天花（马瑟是从一位非洲黑奴那里学来的），他们遇到了非常大的阻力；在敌意最严重的时候，有人甚至往马瑟的家里丢了一颗拉开的手榴弹。

尽管如此，人们还是逐渐接受了人痘接种。当美国独立战争爆发的时候，乔治·华盛顿（George Washington）率领的大陆军士兵被严禁进行接种，因为华盛顿无力为他的军队安排一个月的恢复期，因此，他宁愿选择对天花患者进行隔离。[1]与此同时，英国军队或

---

1 尽管如此，一些士兵还是私下进行了人痘接种。

者接种了人痘，或者由于之前的感染已经具备了先天免疫。因此，1776 年华盛顿的军队无法从英国军队那里攻下魁北克，因为当时正好有一场天花在军营里肆虐。翌年，华盛顿的军队招募新兵的时候，接种人痘成了他们征兵流程里的常规项目。

现在轮到疫苗登场了。爱德华·詹纳（Edward Jenner）被认为是发明疫苗接种的第一人。他的确是在 1796 年自己想到了这个主意，并付诸实践，但他并非第一人。早在 20 多年之前，一位名叫本杰明·杰斯特（Benjamin Jesty）的农场主就对他的家人进行了接种，避过了 1774 年的瘟疫。他们的故事相当类似：他们都是在乡村长大，都很了解他们的挤奶工，都观察到了一个现象，挤奶工每天接触奶牛以及感染牛痘的奶牛，而这些人很少患上天花（在制奶业，这是一个众所周知的事实）。他们都猜测到，接触到奶牛的牛痘可以保护人不得天花。[1] 他们都动手检验了他们的猜测：杰斯特从一位邻居受感染的奶牛身上取得了新鲜的样品，并且就地用他妻子的缝衣针感染了她和他们的两个孩子（分别是两岁和三岁）。詹纳则从一位挤奶工身上取得样品，并在一个叫詹姆士·菲普斯（James

---

1 这个挤奶工不受天花感染的故事，可能是事后杜撰出来的。历史学家亚瑟·博伊斯坦（Arthur Boylston）在《挤奶工的神话》（*The Myth of the Milk-maid*）中提到，詹纳的知识很可能来自同行医生的临床观察，而不是那些年轻可爱的挤奶工。

Phipps）的出身贫寒的 8 岁儿童身上进行了接种。

接下来他们做的事情就不大一样了。杰斯特，这位农场主，照样按部就班地生活。他的妻子接种之后病了一场，然后就恢复了。他的一些邻居认为他为了一个疯狂的念头而鲁莽地置家人的性命于不顾，是个匪夷所思的人。另一些邻居则持更正面的态度，而且有证据表明，他对当地其他人也进行了牛痘接种。官方直到 1805 年才认可他的贡献，这距离他最初进行接种试验已经过去 30 年了（詹纳也刚刚在几年前才把他的实验结果公之于众）。杰斯特受邀来到伦敦，向原创疫苗天花研究所（Original Vaccine Pock Institute）汇报了他的试验。杰斯特带着他已成年的儿子罗伯特，罗伯特同意作为志愿者来证明他父亲的治疗方法确实有效。杰斯特甚至还带去了他自己的肖像画；这幅画留存至今，在这幅画里，杰斯特穿着农场主的行头（来伦敦之前，他的家人曾建议他打扮一番，但他拒绝了）。这次小小的认可，以及他的家人都能健康地活着，都源于他大胆的创新。

另一方面，詹纳是位医生，也是位学者。他把试验结果写成了简报，并递交给了皇家学会。在最初的报告被拒绝之后，詹纳又对更多的孩子进行了试验，包括他自己的小儿子，然后他的第二份简报就被接受了。在此之后，詹纳开始致力于推广疫苗接种，实际上，这成了他下半生一直在努力的一项事业，这使他成了英国乃至整个欧洲的一位名人，当然，这也引来了不少非议，但更多的是表扬，英国议会甚至给他颁发了薪金。[1] 从此之后，我们就有了疫苗。

我有时会想，如果杰斯特选择跟世界分享他的发现，结果会怎么样。会有人认可他吗？还是说，疫苗必须来自一个受过职业训练而且有一定名望的人？我推测后者才是真的。有证据表明，杰斯特不是唯一一个比詹纳更早进行牛痘接种的人。根据记载，起码还有一个人也尝试过接种牛痘，而且有人推测古希腊的牧羊人也使用过羊痘进行疫苗接种。但是，由于詹纳的地位，他的发现得到了整个社会的认可。

在我们转而讨论19世纪的免疫学之前，我想先指出本节一再出现的几件事情，也许你已经注意到了。第一，许多早期试验的对象都是儿童，特别是试验者自己的孩子。在一定意义上，这不难理解——你必须在那些之前没有接触过这些疾病的人身上进行试验，就此而言，儿童显然是一个更稳妥的选择。孟塔古夫人、詹纳和杰斯特（以及乔治·华盛顿）之前都得过天花，因此，即使他们愿意，他们也无法在自己身上进行试验。另外，在自己孩子身上进行测试也是一个非常令人信服的举动。不过，从另一个意义上讲，这种做

1　詹纳也是皇家学会的会员，但并不是因为免疫学方面的工作；他最先观察到了在其他鸟巢中孵化出的杜鹃幼鸟，会把其他小鸟丢出鸟巢。

法非常恶劣：你怎么能用孩子的生命做赌注呢？

　　毫无疑问，这些做法放在今天是完全非法的。我们都有生而为人的基本权利，孩子当然也有。人不应该把他们的孩子，或者任何人的孩子，这样随便用于医学试验。不过，这也引起了一个令人不安的想法：如果18世纪的社会更加文明，禁止了这类医学试验，那么人痘接种和疫苗也许无从发展出来，或者起码可能要更长时间才会被接受。这些非常不符合伦理的医学尝试最终挽救了无数人的生命。我曾经反复思考过这个问题，但是至今也没有答案。

　　第二点是，人们总是谈疫苗色变，反对的声音从一开始就有，后来也一直存在。对疫苗的抵触情绪实在不算什么新鲜事了。几乎每一次试图引入人痘接种或者疫苗接种的尝试都会遇到质疑、抵制乃至敌视。问题在于，接种疫苗最初是民间行为，医学主流斥之为没有道理的迷信。今天，医生和科学家却是疫苗最坚定的支持者。这种转变是怎么发生的？

　　即使是在免疫接种成为常规操作的许多年后，科学家对于免疫的机制依然没有给出很好的解释。疫苗领域的开拓者们缺少一套系统的理论。你要如何解释为什么接触其他人的天花或者牛痘，会保护你不受后续感染？我们现在知道，保护来自免疫记忆，我们会谈论在接触天花病毒之后身体会发起初级免疫应答，形成记忆B细胞留在体内，但是詹纳和他的同时代人根本不知道免疫系统这回事。

他们完全是通过观察牛和挤奶工，加上听来的国外传闻，提出了他们的推测。

缺乏理论对于医学实践者来说不是太大的问题。医生喜欢结果，只要治疗有效（或者说看起来有效），他们往往也不甚关心为什么病人能被治愈。天花疫苗之所以被接受，是因为实际结果是好的。尽管如此，没人知道为什么它如此有效，因此，医生也不知道要如何把这套办法用于治疗其他疾病。天花免疫是医学史上一次幸运的意外事件，要理解免疫的机制，还需要再等上很多年的时间。

病菌理论

对生物学者来说，19 世纪中叶是一个激动人心的时期。生命之谜的巨大拼图逐渐开始成形。细胞理论提出所有生物体都是由单个细胞组成，并逐渐成为主流认识。对生物学来说，细胞成了结构与功能的基本单位，就像之后物理学中的原子。现在，研究的焦点是细胞，而不再是器官或组织。人们发现细胞还有自己的亚结构，即细胞器，它们也会复制。到了 1855 年，鲁道夫·菲尔绍（Rudolf Virchow）作了一句隽永的总结：所有的细胞都来自细胞（Omnis Cellula e Cellula）。如果细胞对于理解生命至关重要，那么对于理解疾病也是如此。

　　在另一个领域，病菌理论登上了舞台。细菌学家，比如罗伯特·科赫（Robert Koch）、约瑟夫·李斯特（Joseph Lister）、埃米尔·冯·贝林（Emil von Behring）、路易斯·巴斯德（Louis Pasteur）证明了是病菌导致了疾病，而且，更准确地说，特定的病菌会导致特定的疾病。巴斯德也表明，细菌只能来自其他细菌，有力地打击了长久以来的"自然发生说"——即，生命可以从无生命物质中自然产生的观念。[1] 与此同时，在英国，查尔斯·达尔文于 1859 年发表了《物种起源》，为生物学提出了指导性原则。

　　当然，这个过程进行得并非一帆风顺。只要看看这三个领域的翘楚是如何看待彼此的就一目了然了：菲尔绍对于病菌理论并没有什么好感，他认为人生病的主要原因是细胞没有正常工作。对于达尔文的演化理论，菲尔绍也颇有微词，他认为这套理论缺乏证据，更糟糕的是，这会助长某些主义的传播，菲尔绍作为政治活跃人士、社会改革家与公共健康的支持者，对特定的意识形态非常憎恶，在他看来，这跟宗教界的保守势力如出一辙。另一方面，巴斯德也反对达尔文的演化理论，因为他认为这不过是自然发生说的另一种诡

1　在我的第一本小书《微小的奇异世界》（Small Wonders）里，我提到过，这个故事其实更加复杂：巴斯德的实验是有漏洞的，并没有拿出坚实的证据表明"自然发生"并未发生。自然发生并未彻底被证伪，直到 20 世纪还有一批支持者。不过，巴斯德对自然发生说的否定成了人们的共识。

辩，更糟的是，对于信奉天主教的巴斯德来说，演化理论有悖于《圣经》里的创世描述。简言之，如果来自未来的时间旅行者回到19世纪，告诉这三位科学巨匠他们都是正确的，可能没有一个人会相信。

之所以提到生物学的发展史，是因为它跟免疫观念的后续发展密切相关。我稍后会谈到演化观念的重要性。细胞理论为研究者如何发现细胞、看待细胞、理解细胞提供了一个概念框架。没有这种思考模式，人们就不会注意到在身体各处（而不仅局限在那些容易辨认的器官）出现的免疫现象。最后，病菌理论为医学科学提供了一个无价的资产：一个明确的科学问题。

在此之前，没有人研究过免疫系统，因为没什么理由会让人想到有这种东西存在。当我们发现病菌可以感染身体并造成伤害之后，人们就需要解释是什么因素在阻止这样的事情发生。最终，在人们找到了疾病的源头之后，他们开始更细致地研究人体。

巴斯德的职业生涯为我们理解当时的医学研究提供了有益的参考。他的职业是化学家，不是医生，由于对发酵的研究[1]（他发现发酵其实并不是一个化学过程，而是一个生物过程），他迷上了生物学和医学。从此之后，他逐渐澄清并建立了病菌理论，为人和动

1　他受雇来帮助法国的酿酒业解决红酒变坏的问题。

物的疾病提供了解释。历时多年，他治愈了蚕病、牲畜的炭疽病、鸡的霍乱，最后，用狂犬疫苗挽救了一个被疯狗咬伤的儿童的生命（如果当时严格要求行医执照的话，巴斯德也许会陷入巨大的麻烦，也不会有今天的盛名）。

总而言之，他的职业生涯可谓辉煌，不过，我无意再次称颂他的卓越贡献；我想说的是，虽然巴斯德做了所有这一切，不过，跟前人一样，他并不认为身体能对攻击它的病菌做出抵抗。1880 年，为了解释他成功证实的获得性免疫的现象，他提出了一个理论。

故事是这样的：有一天，在使用霍乱病菌感染鸡的时候，巴斯德偶然使用了一批放了很久的培养基，这些受感染的鸡并没有马上生病——此外，它们对霍乱也有了抵抗力。这也是一个获得性免疫的例子，很像我们之前在天花病例中看到的例子，只是这次出现在动物疾病中，而不是人类疾病，因此可以继续实验。后来发现，这种可以赋予抵抗力的培养基是被弱化过的——由于过度接触氧气而"变弱"了。[1] 巴斯德打算人工重复这种弱化的培养基，于是开创了疫苗接种实践。在巴斯德之前，只有天花可以进行疫苗预防，因为只有牛痘可以很方便地进行取样和接种。现在，他说了，我们也可以使用弱化的病菌来对其他许多疾病进行免疫！

---

1 据说，最初的弱化培养基放了好几个月之久。

这种观念也许过于乐观了。不是所有的疾病都这么容易"弱化";开发疫苗是一件非常复杂的任务。但是,它的原则是没有问题的,从此以后,疫苗也的确是按照这种原理进行开发的:在人体中使用弱化的或者灭活的细菌或病毒。

所有这一切都非常激动人心,而且的确有用,但是为什么会这样呢?巴斯德的解释是这样的:一个特定的细菌感染了人体,进而站稳了脚跟,繁衍生息。为了实现这个目的,细菌就需要从环境中摄取营养。由于每一种细菌都有独特的营养需求,包括许多含量很低但至关重要的"微量元素",一旦细菌用完了身体里的这些营养,它们就会死于饥饿。如果身体后来再次感染上同样的细菌,这些新的入侵者找不到食物,也就无法存活。由于不同类型的细菌有不同的营养需求,因此一种细菌引起的免疫对另一种细菌就没有作用。

巴斯德的清除理论(类似的理论已经有人提出过了)跟他在实验室的观察直接相关。细菌学研究的新方法和最新进展意味着,研究人员终于可以进行纯培养了——即,在一个容器里只有一种类型的细菌,研究人员可以专门研究它。这是一个重大突破,它彻底改变了生物学(我认为,也改变了世界)。在巴斯德的实验室培养基里,不同的细菌的确需要不同的营养,否则它们就无法生长(直到今天,许多实验室仍然为此付出着大量的劳动)。如果你把一个细菌细胞丢进一个含有它喜好的营养的烧杯或者平板上,细菌就会像巴斯德所说的那样,不受控制地繁殖,直到耗尽营养,细菌最终也死去。巴斯德于是把这套动态过程引入到体内,不过他看不到体内发生的主动防御功能;它只是一个容器,从这个角度来说,身体跟实验室的烧杯并没有太大的不同。

巴斯德的理论并没有延续多久。在 1880 年之后,由于新的研究——比如,死去的细菌虽然不能消耗营养,却依然可以引起人体免疫——他自己也很快放弃了自己的这套理论。我之所以讲这个故事,是因为在我看来,这标志着"前免疫学"时代的结束。巴斯德通常被称为"免疫学之父",从许多方面而言,这都没错,但他是一个细菌学家,他关于免疫学的理论也是从细菌学的角度提出来的:细菌发挥了主要的(乃至唯一的)功能,身体只是扮演了被动的角色。

细胞 vs 体液

1908 年的诺贝尔生理学或医学奖由埃黎耶·埃黎赫·梅契尼可夫(Ilya Ilyich Mechnikov)和保罗·埃尔利希(Paul Ehrlich)获得,这很公平,因为他们两人代表了免疫学研究里两个相互冲突的学派。

我们先来看看梅契尼可夫,他的胡子要更加有型。他是一位俄国动物学家，在西西里安安静静、勤勤恳恳地研究海洋无脊椎动物的消化系统。1882 年的一天，他正在显微镜下观察海星的幼虫，忽然想到了一个主意：在幼虫内的那些游动的细胞也许可以帮助海星抵御感染，就像人体内的白细胞可以在身体受感染的部位聚集。于是他把一些刺扎到了幼虫体内，第二天早晨，他观察到那些本来游动的细胞已经停止游动，并在被刺的部位聚集了起来。随后，在对无脊椎动物和兔子所做的实验中，他确认了自己的发现：某些白细胞在特定的条件下会攻击、吞噬、消化外源入侵者，从而保护身体免受感染。于是，他把这些细胞称为"吞噬细胞"。

梅契尼可夫的贡献不仅仅是观察到了这种现象，在此之前，人们也观察到细胞内有细菌，但从来不知道它们在那里做什么。梅契尼可夫的吞噬细胞理论把这些不同的观察联系了起来，从而为免疫学问题提出了一个统一的解释，这是巴斯德和前人所没能实现的。免疫系统从此被理解为全身的特征，而不再是只在感染发生部位的局部特征——这种观念一开始并不明显。免疫学能够成为科学，而不仅仅是医学的一个分支，梅契尼可夫功不可没。

不仅如此，他还是对炎症现象提出合理解释的第一人。在此之前，炎症被视为一个"有毒"的过程，是一个需要解决的问题。梅契尼可夫意识到，也许炎症本身不是问题，而是一段自愈的过程。当然，炎症可能成为问题——我们仍然需要使用抗炎症药物——但这并不是因为炎症本身是坏的,而是因为它偶尔会失控。

科学家在提出一套新的理论后,往往会由于激动而过度使用这些理论来解释不同的现象,梅契尼可夫也不例外。他利用他的理论来解释了很多现象,比如,他认为,炎症是人体对各种问题的一般性反应。此外,他也提出,吞噬细胞会吞噬神经元,从而引起神经退行性疾病;吞噬细胞吞噬头发中的色素,从而使头发变得灰白。

梅契尼可夫的观念依赖的是菲尔绍提出的"疾病的细胞基础"理论,然而,一种古代医学理论——体液说——的现代更新版对其发起了挑战。

曾经主宰了医学好几百年的"四体液说",已经是明日黄花。取而代之的理论认为,血液中的非细胞成分可以保护身体免受感染。1886 年,约瑟夫·福多尔(Joseph Fodor)发现,人体的血清可以杀死细菌;1890 年,埃米尔·冯·贝林发现了血清里的有效成分——我们后来称之为"抗体"。

在此之后,研究人员又做出了更多的发现,也引发了一些争论。一个阵营是细胞学派,以梅契尼可夫(他当时在巴黎的巴斯德研究所工作)和他的多数法国学生和同事为代表,他们认为,细胞是人体免疫应对外源抗原的主战场;另一个阵营是体液学派,大多数是德国人,他们认为,免疫的主力是血清里的成分,包括抗体和我们今天叫作补体的成分。

这两个学术阵营恰好也分别属于两个国家：法国和德国（补充一点，当时的德、法两国可不太友好）。粗略地说，细胞学派是从生物学的角度立论，在他们看来，免疫来自活细胞与外源抗体的相互作用。与此相反，体液学派则是从化学的角度立论，核心是抗体。抗体从哪里来？它们是怎么形成的？抗原的特异性是从哪里来的？在当时，蛋白分子（特别是酶）的特异性是一个研究热点，而抗体只不过是一个重要的例子。

免疫生物学家和免疫化学家对问题的理解不同，采取的方法也有差异。两个阵营在理解身体免疫的机制以及把这种理解用于临床上都取得了长足的进展。第一届诺贝尔医学奖（1901年颁发）颁给了埃米尔·冯·贝林，以表彰他开发出了针对白喉的血清疗法。事实上，这并不是诺贝尔奖最后一次青睐免疫学。进入20世纪，人们逐渐意识到，细胞学派和体液学派的方法各有千秋——于是他们共享了1908年的诺贝尔奖。免疫学是一个热门学科，不过，体液学派似乎更受青睐。

体液学派的方法更有声有色一些。很长一段时间，体液免疫占据了主流，而细胞免疫退居幕后。部分原因在于，抗体要比细胞更容易开展研究工作。它们更容易合成、分析和定量，因而更易于研究。细胞有一个复杂的、自动化的构造，而抗体虽然很大，但毕竟是单分子，因此在几十年里，抗体研究出现了许多有趣的结果。

我们现在知道，细胞免疫和体液免疫是相互补充的。正如"盲人摸象"的故事所讲的，早期的免疫学家只是"摸"到了免疫系统的不同部位。不过，我们至今也没有了解到大象的所有细节，当然，也有可能，它根本不是一头大象。

抗体是怎么工作的？

虽然细胞免疫和体液免疫在 20 世纪的前几十年里争论不休，但两个领域的研究者都接受，甚至在某种程度上拥抱了演化理论。像巴斯德那样对自然选择的拒斥态度已经一去不复返了。

两者相比，梅契尼可夫的细胞免疫学更主动地接受了演化理论，在该理论提出的早期，当他观察海星体细胞聚集的时候，这一点已经很明显了。他正确地假定，虽然这种类型的细胞是在低等的、看似外星生命的生物体里发现的，但是在"更高级"的生物体，包括人体里，也会出现。梅契尼可夫认为，要理解疾病，不能只看一种生物体，而是必须同时考虑两种生物体：宿主和病原体之间的生存斗争。梅契尼可夫对这个过程的理解并没有失之简化，他认识到了这种斗争的结果不是零和博弈，而是包含了各种可能性（他就是最早提倡"益生菌"的研究者之一）。

另一方面，休液免疫学者对于演化理论就不是很关注，毕竟，这不是任何化学理论的基础。他们也更少思考那些恼人的问题，比如自身免疫病。对他们来说，主要任务是理解抗体，但是问题在于：抗体如此之多，要从哪里入手呢？

一开始，免疫学家认为，感染性疾病没那么多，因此，我们可以放心地假定人体有能力对所有存在的疾病产生抗体，就好比身体一出生就"知道"要合成各种酶类来消化食物。

埃尔利希于 1900 年提出的侧链理论（Side-chain Theory），是选择理论（Selectionist Theory）的一个代表，它预兆了现代的免疫受体概念。他认为，免疫细胞表面的蛋白质具有"侧链"，可以与特定的抗原发生作用。随着人们的发现越来越多，这些理论逐渐失去了解释能力。一个日渐明显的事实是，抗原的种类实在太多了。更重要的是，人们开始在实验室里合成人造化合物，注射进动物体内，然后动物就会分泌出抗体——当时我们尚不理解它的本质。如果针对每一种抗原都有一种抗体，那这意味着我们需要跟抗原一样多的抗体，而鉴于抗原的数目如此之多，这似乎是不可能完成的任务。那么，这些特异性的抗体是从哪里来的呢？

如果这个问题在一个世纪之前提出来，那么回答是：全知全能的上帝会在人体内准备好足够多的抗体。不过，这套思路在现代人这里已经行不通了。

一些理论家认为，抗体其实是抗原的修饰形式。感染发生时，抗原被人体吸收，然后经过重排，就可以针对性地结合原来的抗原了。之后，这套理论经过优化改良成了"指导主义"（Instructionist）：抗原可以"指导"抗体的形状，即，免疫系统遇到抗原的时候会选择性地应对。抗体的特异性并不是事先就有的，而是在感染发生之后才做出的反应。林奈·鲍林（Linus Pauling）在1940年提出的折叠模板理论（Refolding Template Theory）就是指导主义的一个代表：在他的模型中，进入人体的抗原会遇到一个未成熟的抗体分子，后者随后会把抗原包裹起来，根据抗原的形状来形成新的轮廓。然后，这个"模板"进入一个能产生抗体的细胞里，大量复制，从而产生无数同种类型的抗体。

"指导主义"理论的整个概念看似很合理：它为特异性的产生提供了一个合理的解释。不过，这个理论并没有流行多久，因为很快实验室的证据就把它证伪了。

抗体的多样性是如何产生的？这其实是一个无比复杂的问题：科学家们绞尽脑汁也没有猜透身体的这个奥秘。这个问题直到1949年才得到解答，弗兰克·麦克法伦·伯内特（Frank Macfarlane Burnet）提出了他的克隆选择理论。这是选择主义理论中的佼佼者，而且其本质是演化理论，虽然它乍看起来似乎太过复杂，但是实验表明，身体就是这么复杂。

选择

不瞒你说，我家的客厅过去几天有点乱糟糟的，这是因为我的大儿子试图用他的玩具火车轨道模拟墨尔本的火车交通系统。他特地找到了一幅地图。就像实际铁路系统那样，他也遇到了空间不够、硬件不足的问题。当然，他不会遇到交通拥堵、机械故障等问题，不过，墨尔本交通系统也不会天天遇到另一个6个月大的宝宝（我的小儿子）搞破坏，还试图做出吃掉铁轨这种举动。

要构建一个不错的模型并不容易，哪怕你知道它最后大致的模样。构建一个科学模型——来代表大自然的某个特征——则更加困难。研究人员用了一个世纪试图理解免疫系统是什么样子。1967年，尼尔斯·杰尼（Niels Jerne）预言，在50年内，免疫学的问题将会"彻底解决"。他为什么这么说？他的预言成真了吗？

杰尼是一位来自丹麦的免疫学家，他跟弗兰克·麦克法伦·伯内特、大卫·塔尔梅奇（David Talmage）、皮特·梅特瓦（Peter Medawar）、古斯塔夫·诺萨尔（Gustav Nossal）、乔舒亚·莱德博格（Joshua Lederberg）等人一道，为免疫学在20世纪后50年的发展做出了卓越贡献，这个过程至今还在继续着。

新生代的研究者主要是生物学家。因此，他们很自然地从生物学的角度思考免疫学的问题，这跟之前从化学的角度思考有所不同。

化学家会用反应、结构和化学键这样的概念，生物学家则会用种群、代际和谱系这样的概念。生物学家提出的问题也有所不同，而且往往跟人体更相关，而不仅仅是试管里发生了什么。化学思考对于理解抗体遇到抗原后发生了什么至关重要，但是却无法帮助我们理解抗体是如何从一开始就出现的。

从第二次世界大战结束到 20 世纪 60 年代，大量的免疫学研究都在试图从整体上理解免疫过程。很大一部分研究都依赖于分子生物学的发现以及由此开发出的新工具。事实上，整个生物学界都在快速发展，新发现层出不穷：突然之间，所谓的"基因"不再只是抽象的理论建构，而是你可以掌握、提取、研究和操作的实实在在的东西了。细胞的工作方式——生命的工作方式——正在实验室里得到阐明，在此过程中，免疫学也随之剧变。此外，20 世纪中叶的人们见证了疫苗临床应用的快速发展，诸如流感、小儿麻痹症和麻疹这样的疾病得到控制，数百万的人不再生活在疾病的恐惧之中——这样来看，不难理解杰尼为什么会如此乐观。

事实上，20 世纪中叶提出的那些模型至今依然成立——当然，一些细节在随后的研究中也得到了修正，但实质并未改变。我们在前一章里谈过了该模型的若干要点：身体产生了许多可以分泌抗体的细胞，其中一些针对自身抗原的细胞在胚胎发育的早期被清理出去，剩下的会在身体里循环，等候入侵抗原出现——这时，特定的细胞会识别出抗原，大量增殖，产生出许多克隆，分泌出更多抗体。

在杰尼和塔尔梅奇的想法的基础之上，伯内特于 1957 年最先提出了克隆选择理论（Clonal Selection Theory），而杰尼也受此鼓舞，预言了免疫学的问题将会被彻底解决——在杰尼看来，克隆选择提出了一个整体的解释框架，剩下的工作只是填补细节。

不过，伯内特和其他人并不知道身体如何产生了种类如此繁多的抗体。比如，伯内特最初提出的一个假说是：也许抗原分子会跟某种遗传物质结合，在基因上留下它的印记，于是为抗体的产生提供了一个模板。今天，我们知道，基因根本不是这样工作的。几年之后，当生物学家逐渐开始理解了基因的工作机制，问题变成了：人体内仅有 1 万 9 千多个基因，为何能产生数百万种抗体？研究人员提出了多种解释，但直到 20 世纪 70 年代，利根川进（Susumu Tonegawa）才彻底解决了抗体多样性的难题。

克隆选择理论与"免疫自我"的一般观念紧密相关，虽然这两者并非同义词。克隆选择是一个可以观察到的事实，前文也提到了 B 细胞和 T 细胞是如何产生、如何被选择的。与此相反，"细胞会根据自我或非我而进行选择"的观念，却不是事实；不如说，它是我们对该过程的一种理解。当然，它是一种很有力的解释，而且在过去 50 多年里也非常有用，但是我们不应该忘记，"免疫自我"的观念本身也是一种模型，是从心理学里借来的一个隐喻——我们必须小心对待隐喻。事实上，伯内特1949年提出免疫相容理论以来，免疫自我的观念并非臻于至善，也并非没受到过非议。

伯内特的"免疫自我"观存在的问题是：免疫系统会友好对待那些不属于我们的细胞，比如我们的肠道共生菌，也会经常对抗那些本来属于我们的细胞，比如癌细胞（这是有益的）或者正常细胞（这会引起自身免疫病）。人体果真会区分"自我"与"非我"吗？

虽然认为免疫定义了生物体特性的观念可以追溯到梅契尼可夫，不过，最初人们提出自我与非我的区分，针对的不是感染疾病，而是对移植体的免疫排斥。我们不难想象，身体会对细菌或病毒做出特定的免疫应答，但是为什么人体会对另外一个人体的细胞做出排斥反应呢？我们是否可以控制这种反应来实现移植呢？此外，临床医生和理论家们开始对自身免疫病越来越感兴趣——为什么身体会转而攻击自己？

在此之后的几十年里，控制这些反应的机制得到了研究，而且在很大程度上也得到了解释。无论是关于免疫机制的理解还是对免疫疾病的治疗，我们都取得了长足的进步。许许多多的生命能够延续都是受益于这些进步。不过，杰尼乐观的期待并未全部成真：在本书写作的2017年，免疫学的问题远远没有彻底解决。

彼得·杜赫提（Peter Doherty），澳大利亚的一位免疫学家（跟杰尼和伯内特一样，也是诺贝尔奖得主），在他2005年出版的《手把手教你赢得诺贝尔奖》（*The Beginner's Guide to Winning the Nobel Prize*）一书里回顾了免疫学的历史。最后，他也做出了预言："我们可以毫不犹豫地说，如果在21世纪末再来回顾我们21世纪初对免疫学的认识，后人会说，'他们当时压根儿没明白问题是什么，遑论找到答案'。"

嘿，还有我们

说到杜赫提，你也许注意到了，自从免疫学开始以来，我提到的免疫学家们关心的几乎总是抗体：它们的特异性，它们是如何产生、如何筛选的，云云。你也许好奇，那么其余组分呢？

很长一段时间，研究人员几乎忽视了对免疫细胞的研究。细胞免疫在梅契尼可夫思想的指引下取得了很大的进步，但是细胞学派还是输给了体液学派，而且在20世纪的很长一段时间里，体液免疫是研究的焦点。

"这听起来有点奇怪，"杰尼在1977年写道，"虽然免疫学家研究抗体的历史已经有70多年，但是直到15年前免疫学家还是在寻找产生抗体的细胞。"一个抗体也就是一个蛋白质分子——虽然抗体本身也比较复杂，但是毕竟比整个细胞容易分析。而且抗体似乎具有许多免疫功能，因此，过了很长时间，研究人员才把研究焦点转向免疫细胞。

到了 20 世纪 70 年代，淋巴细胞的功能终于逐渐被阐明了。细胞免疫终于在体液免疫之外找到了自己的位置——而且此时也不再有什么细胞学派或体液学派，因为研究人员意识到了这两者并不是相互冲突的理论，不如说，它们是一个系统的不同侧面，而不同的侧面之间会彼此交流，互相影响。1973 年到 1975 年间，杜赫提和他的同事罗尔夫·辛克纳吉（Rolf Zinkernagel）在堪培拉阐明了 T 细胞的工作机制。T 细胞表面具有受体，可以识别出抗原。虽然这些结构跟抗体有所不同，但它们都是特异性的受体。受体这个概念把细胞免疫与体液免疫联系了起来。

类似于抗体，T 细胞也能够区分自我与非我，识别出那些被病毒感染或者发生了癌变的细胞。因此，我们在研究抗体时用到的基本概念现在也可以用于 T 细胞了。

不过，关于免疫系统的这种视角虽然优美、强大，而且综合了不同要素，但它并不能拓展到先天免疫系统。当然，作为研究，它有可取之处，但是由此得出的关于细胞与免疫应答的一般规律却不如新发现的适应性免疫那样激动人心、引人入胜。先天免疫的救赎——把它视为免疫系统里与其他要素息息相关的一部分——直到 20 世纪 90 年代才到来，而且如前几章所述，这个领域仍然方兴未艾。

林林总总说了这些，省略了几百个无比重要的发现和研究人员（对于免疫补体系统的历史我也丝毫没提）——我们终于来到了现在。今天的免疫学走到了哪里？现在有什么新动向？未来会发生什么？我们将在下一章里探讨这些问题。

第五章　干预的时代

我们大多数人还没有死掉，是因为现在我们可以对彼此做一些之前做不了的事情来延续我们的生命。

在上一章，我提到了好几位诺贝尔奖得主。诺奖当然很不错，特别是可以提高获奖者的公众知名度，但是对于普通科学工作者而言，论文被引用的次数才决定了你的业界地位。科学工作者之所以受到同行尊重，这是因为他们的研究成果受到了别人的引用。经常被人引用说明同行注意到了你的工作，而且发现跟他们自己的工作相关。一个有趣的事实是，那些被引用次数最多的科学家往往在探索方法方面做出了卓越贡献，因为这些方法经常被使用。[1]

我多次提到了免疫理论以及免疫学的历史。换言之，免疫是什么以及免疫学是什么。本章，我要来谈谈免疫学究竟是做什么的。它如何影响了我们今天的世界？对于未来，免疫学会有哪些贡献？

体外制备抗体

抗体分子是高度专一的，它只跟一种类型的抗原结合。这个特点使得它几乎可以用来识别、结合任何物质。在抗体上附上一个小的荧光分子，你就可以用显微镜来追踪靶标；附上一个同位素分子，

1　一个经典的例子是弗雷德·桑格（Fred Sanger），他于 2013 年 11 月去世，享年 95 岁。他发明了对蛋白质、DNA 和 RNA 测序的方法，世界上的几乎每一个生物学实验室都在使用它们。他是世界上 4 位曾两次获得诺贝尔奖的人之一。

你就可以用盖革计数器监测靶标的数量；或者你也可以加上一个可以产生颜色反应的小分子——总之，可能性不胜枚举。实际上，抗体在生物实验室和临床诊断上的应用非常广泛，它们可以检测癌症，用于抵抗 T 细胞来实现免疫抑制，用于生殖能力测试和孕检，用来纯化工业产品，消解毒素（比如蛇毒），检测炸药或者违禁药物；如果临床诊断时采集了你的血样，无论他们进行的是哪种测试，其中很可能都用到了抗体……

前提是你可以制备出这些抗体。在脊椎动物体内，B 细胞随机产生成千上万种抗体；一旦遇到抗原，机体就会大量合成针对该抗原的抗体。因此，如果我们想获得针对某种物质的抗体，我们只需要向实验动物注射该抗原，等待一段时间，然后从动物的血液里收获抗体就够了。问题在于，如果你这么操作，你可能最终会得到好几种不同类型的抗体，每一种分别对应于抗原表面不同的决定簇。

有时这并不是个问题，但是即使如此，饲养动物并进行各种注射和血液纯化实验也是一项烦琐的工作。[1] 在 20 世纪 70 年代中期，一种更好的方法出现了：色萨·米尔斯坦（César Milstein）与乔治斯·克勒（Georges Köhler）发明了单克隆抗体技术（Monoclonal Antibodies）。

---

1 对饲养动物来说，尤其如此。

单克隆抗体是两种细胞的融合产物。第一种是能够产生抗体的脾脏细胞，第二种是骨髓瘤细胞——一种可以在培养条件下生长的癌细胞。如果你想要制备针对抗原 X 的单克隆抗体，把 X 注入小鼠体内，然后"收获"（鼠兄，对不住了）它们的脾脏细胞，再把这些细胞与实验室培养的骨髓瘤细胞混合。在适当的条件下，脾脏细胞就会跟骨髓瘤细胞融合，形成杂合体，叫作杂交瘤细胞——这种细胞可以在实验室培养皿中无限繁殖（这是癌细胞的优势），并且只产生一种类型的抗体。然后你从中选择出能最高效地产生抗体的杂交瘤细胞，利用它来大量制备希望获得的抗体。

　　由于这项技术，色萨·米尔斯坦与乔治斯·克勒荣膺 1984 年诺贝尔奖，但更重要的是，这项技术至今已经使用了数十年，最初的论文也被引用了上千次。最近，一些实验室开始对该技术进行改造：他们换下了癌细胞，换上了干细胞——干细胞同样可以很好地繁殖，还有一个优点就是不会癌变。在实验室条件下，这可能算不上优势，因为培养皿不会得癌症，但是研究人员开始尝试做的，是把这些杂合细胞植入动物体内，以便得到含有抗体的牛奶，或者可治疗疾病的鸡蛋。抗体基因也可以用于改造植物（当然，制备出的是植物抗体），这样的收获过程可能要更简单。我知道这可能会让你觉得有点不舒服，或者感觉不自然，但是我有一道菜推荐给你：

　　抗癌煎蛋。

一个时代的结束

2014 年 4 月 30 日，世界卫生组织发布了一份报告，明确表示：抗生素耐药性是威胁全球的一个议题。当然，这个问题也是老生常谈了——事实上，从抗生素诞生之初人们就注意到它了。亚历山大·弗莱明（Alexander Fleming），盘尼西林的发现者，在他 1945 年的诺贝尔奖获奖演说中提道："在不久的将来，可能会有这样的危险，那就是无知的人会由于摄入低剂量的抗生素，使得体内的微生物对抗生素产生耐药性。"——那时，抗生素才刚刚大规模使用。

事实的确如此。抗生素是一种神奇的药物，它不需要借助人体自身的免疫机制就可以发挥功能。它们治愈了无数的人，挽救了无数的生命，但使用抗生素也有代价：这些药物选择出了微生物的耐药性，而且耐药性传播的速度非常之快，远远胜过人类发现新药的速度。

一个问题在于，由于我们的社会非常关注健康问题，特别是药物的安全性问题，因此药物的监管审批和临床测试要花许多年的时间和大量的金钱。不过，即使我们可以加速这个过程（这意味着可能引入有安全风险的药物），在强大的选择压力之下，微生物仍然会继续演化。很快，微生物群体中就会出现个别耐受抗生素的突变株，它们往往具有特殊的基因突变，可以逆转抗生素的作用。而且，这些基因往往也不会总是待在微生物的染色体基因组里，它们会移动，会进入其他微生物——有时甚至会进入不同的物种，使后者也有耐药性。

而且，在我们感到病情有点好转之后，往往就会停止服药（而不是按照医生的叮嘱完成疗程[1]）；而且，有人会"保险起见"吃点儿抗生素（即便这是病毒感染，抗生素对此无能为力）；而且，农场主向健康的牲畜喂一些抗生素（为了防病，并提高肉类产量，提高收益）；再加上抗生素并不是药物研究中最赚钱的渠道（似乎只要死于耐药菌株的人不够多，研发就没必要）；而且，基因组研究和大数据研究迄今还没有为抗生素开发带来显著突破；而且，如果有人误用了抗生素，承担后果的往往不是他们自己；而且，当我们使用抗生素的时候，我们本来就是在筛选那些能够耐受药物的突变株——凡此种种，都助长了耐药微生物的出现。

你也许曾听说过"后抗生素时代"这个说法，现在，它已经来了。今天，数以千计的人，包括发达国家里健康的年轻人，都会因为耐药细菌而患病，乃至死亡——而这些疾病，我们以为多年前就

---

[1]　如果这听起来有点像审判你，我表示道歉；我想告诉你，就在我此刻敲入这些文字的时候，肘边就是一盒药（随便说一句，不是抗生素），而我本应该两周之前就吃完它的。

已经彻底消灭了。

不幸的是，在可预见的未来，这个问题很可能会一直存在。我们必须尽最大努力，尽量避免传染，确保我们的免疫系统良好运行。

我咋就是没感觉呢

恕我冒昧，我下面要说的话会让一些科学家，特别是开发疫苗的科学家，觉得不是很中听。我自己也不喜欢这件事。我坐在电脑前，左思右想，翻遍了关于疫苗的书籍和论文，但是文献读得越多，我越意识到，不管这会得罪多少学界同仁，沉默只会让我良心不安。我无法忽视这个不愉快的事实：

疫苗真无趣啊。

好吧，我说出口了。

真抱歉，我已经尽力了。我知道，数以百万计的人因为疫苗才得以幸存，很可能也包括我自己和我的家人；而且我也知道，疫苗的开发是一项艰难的工作，需要极大的投入和创意，但是，疫苗很重要和研发过程很艰辛，不代表疫苗就有趣。我试图努力发掘其中有趣的东西，但是自从我们讲完了巴斯德利用未检测过的疫苗在紧急关头挽救了被狂犬病毒感染的孩子这样的英雄故事，接下来的事情几乎如出一辙：无非是一批科学家挽救了许多儿童，提前很长时间（几个月乃至几年）避免他们患病。比如，莫里斯·席乐曼（Maurice Hilleman）一个人就发明了几十种疫苗，但直到最近我才得知他的故事。我相信对他来说，这些工作是很有趣的（对他的同事们来说也是如此——据资料记载，席乐曼本人特别爱自嘲），但是据我了解，他所做的无非就是努力让疫苗更安全、更有效。

为了找到一个故事，我可是花了一番苦心，翻阅了一些抵制疫苗的资料，但发现那里也没有什么有趣的科学故事。我花了好多个小时来阅读抵制疫苗的资料，而且了解了关于政府、收购、我的知情权和全球阴谋论的许多精彩的事实，但是，关于免疫或未免疫的身体内到底发生了什么，却乏善可陈，也没有一些确凿的论断。也许，我还没找对地方。

不过，如果从公共卫生的视角来看，或者你想知道人民如何处理复杂的信息、如何做决定，那么疫苗可能就是一个有趣的故事了。你也可以谈论疫苗的经济学、心理学以及伦理学——关于这些议题的资料书籍有很多。

起码就疫苗的生物学而言，故事还是相当直接的：免疫系统遇到了病原体，对它做出了反应，这个反应会引起免疫记忆，身体以后再次遇到这种病原体时就能迅速应对。疫苗有许多不同的类型，最常见、最好用的两种类型是活的弱化病毒和灭活的病毒，但也有其他类型的疫苗，经过改造可以提高免疫原性（即，激发免疫应答），而降低其致病性。DNA 疫苗只含有病毒的 DNA，亚单元疫苗仅包括病毒的部分蛋白质。结合疫苗则把免疫原性很低的病原体跟另一个免疫原性很高的蛋白质结合起来，结果就是，免疫系统一旦被高免疫原性的成分激活，低免疫原性的病原体也会被记住了。

研究人员还在不断开发新的疫苗出来；现在，人们在谈论着针对疟疾的疫苗似乎指日可待。疟疾可不那么容易进行免疫，这很大程度上是因为它是由真核寄生虫（而不是病毒）引起的，而真核寄生虫不仅跟人体细胞非常类似，并且非常善于躲避免疫系统的攻击（比如躲在红细胞以及肝脏细胞里）。

我真心希望针对疟疾的有效疫苗能够尽快面世，这些难缠的真核寄生虫对疫苗专家来说可是真正的挑战。要知道，许多病毒疾病至今也没有疫苗——比如大名鼎鼎的艾滋病毒，虽然研究人员一直没有放弃努力——此外，还有一些多细胞寄生虫，比如前文提到的可以入侵免疫系统的蠕虫。

我们过去一直认为，疫苗针对的就是我们的适应性免疫系统，总是针对特定的反应，总是会产生记忆细胞。不过，最近有一些证据表明，疫苗也可以激活先天免疫系统。比如，墨尔本皇家儿童医院的奈杰尔·柯蒂斯（Nigel Curtis），他的团队目前研究的是所谓的"卡介苗的非特异性反应"。卡介苗是用来预防结核病的，而且有证据表明，接种了卡介苗的儿童对其他传染性疾病的抵抗力也有所增强，而且患上过敏和湿疹的概率也更低。他们正在努力阐明这里的生物学机制。在我看来，这个故事就算有点意思了。

有可能，再过 10 年或 20 年，我们对疫苗的非特异性反应有了更全面的理解，我们就能够定制疫苗和接种时间，从而强化疫苗的正面效果并弱化其负面效果。我有时会想，我的孙子辈的疫苗会是什么样子。

现在，开发新疫苗已经不是预防疾病工作的重点了，我们更该考虑的是如何充分利用现有的知识和手头的资源。如何确保疫苗从药厂到医院的运输途中一直都处于低温状态，这对于挽救生命至关重要。另外一个办法是把疫苗改造，融合进食物里（就像上一节里谈到的植物抗体），因为在遥远的村落，如果可以通过香蕉进行免疫，运输它们要比运输低温的安瓿瓶容易得多——且不提让孩子吃香蕉要比打针容易得多。

不妨再举一个例子，你知道我们在沙包里塞的那些发泡胶颗粒吗？在那些蚊媒疾病肆虐的地方，这些发泡胶颗粒可以撒到水井里和厕所里，它们浮在水面上可以阻断蚊子的生命循环，阻止幼虫发育、成虫繁殖。

这个办法货真价实、简单有效，但是相当无趣啊（如果你碰巧生活在这样的地方，则另当别论）。

癌症

我的杀毒软件刚刚弹出了一条消息，说它最近又为我的电脑处理了"许多威胁"。我打算再深入研究一下，但是它偏不告诉我具体有哪些威胁，而只是泛泛而谈，说些"你这台电脑很棒哦，要是出了问题可就不好玩了"之类的话，所以我放弃了。嘿，我也不是自找麻烦，你明白我的意思吗？

如果免疫系统也给我们这类提醒，你也许不无惊讶地发现，它每天也处理了许多威胁。谢天谢地，全面爆发的癌症非常罕见，但是在我们体内，每天都会有一些细胞"叛乱"，全都靠免疫系统来维持秩序。

你也许听说过，所谓的癌症并不是一种疾病。在癌症的名下其实是许多不同的疾病，但它们有一个共同点：细胞的生长和分裂不受调控。几乎人体内的所有细胞类型（个别例外，比如心肌细胞）都可能会出现这种情况。我们还没有死掉的一个原因是，大多数时候，细胞都能把持住自己。如果把持不住了，也会有临近的细胞（包括免疫细胞）来帮忙。免疫系统监视着全身的细胞，提前发现问题，清理可疑细胞。

要知道，分裂是细胞正常的生理表现之一。现在不妨仔细观察一下你的手背，想一想手背上皮肤细胞的奇特命运。从细胞的角度来看，在几十亿年前，出现了第一个活细胞，它不断地分裂，这个过程进行了无数次。在过去几十亿年的某个时刻，它跟一些兄弟姐妹细胞形成了松散的联合体，这个联合体不断生长，细胞越发密集，直到每一个细胞都有了特化的功能。这一颗细胞的特殊功能是繁殖，于是，它就赢得了幸存大奖：只有少数细胞能够产生下一代，它就是其中之一。于是它继续繁殖，每一次繁殖的时候，在每一个新的个体里，它的兄弟姐妹细胞都会形成身体（并随后死去），而它又再次被委以繁殖的功能。如此亿万年过去，人类出现了，这颗细胞也成了人类的繁殖细胞———一颗精子或卵细胞———该过程继续着：不受限制地生长，被安排到繁殖系统，幸运地受精，然后经过几十年在人体的睾丸或者卵巢内受控地生长、分裂，于是，开始新的繁殖循环。

这就是这颗细胞的存在史：从生命诞生之初直到你的出现——这时，这颗细胞的命运不再是负责繁殖，而是成为一颗上皮细胞。它不断地分裂、生长，分裂、生长，不断地分化，直到成为一颗成熟的上皮细胞。突然之间，在生命出现以来的38亿年里，这颗细胞不能继续繁殖了，它要面对死亡了。

细胞并不受意识的牵绊，也没有历史的视角，它以惯有的方式冷静地面对着这一切，但是，繁殖的冲动无疑非常强烈。在细胞内，特殊的机制确保了每一个细胞只在规定的时刻复制一次，但这些核查机制并不完美，它们也可能被破坏，或者是由于辐射，或者是破坏 DNA 的化学物质（诱变剂），也可能是其他原因。癌细胞就是失去了刹车系统的细胞。突变破坏了它的 DNA，导致控制细胞繁殖的机制失控了。细胞于是返回执行它的最初计划：尽可能快地繁殖。如果细胞是那种需要经常繁殖的类型，比如皮肤细胞或者结肠细胞，由于对它们的监控本来就松散一些，这类细胞失控的可能性也就更大。此外，这些细胞类型跟外部世界接触得更多，也更有可能接触到致癌物质。那些深埋在体内的、不需要经常复制的细胞，比如心肌细胞，癌变的可能性要低得多。

现在，癌症之所以危险，不仅仅是因为细胞会不受约束地生长。单纯的肿瘤可以通过外科手术进行切除。真正的问题在于肿瘤转移：癌细胞从原生部位传播到身体的其他部位，并在那里继续生长。谢天谢地，这并不是所有细胞都能完成的简单任务。一个癌细胞必须演化出这样的能力——从肿瘤块脱离，侵入血液或者淋巴循环系统，然后成功地离开，在人体内的新组织里落脚，继续生长。对于体细胞来说，这可不是一件轻而易举的事情，因为它并不是什么特化的病原体，但是癌细胞复制、突变得非常迅速。它们会经历自然选择，因为其中较不成功的细胞会被免疫细胞靶向锁定并摧毁。实际上，癌细胞具有适应新的生活方式所需的所有成分，而且演化有时的确也会把它们引上这条路。当然，这条演化之路是一个死胡同——癌细胞最终也会跟患者一起死去 [1]——但癌细胞可不在乎这一点。

即使是"常规"的肿瘤也需要关心自身的生存，否则它们就会死去。最主要的，它们需要两样东西。第一个是血液供给："成功"的肿瘤会诱导血管生成，换言之，它们会引导血管向它们生长。第二个是不受免疫系统的攻击。无论是外观还是行为，癌细胞跟常规体细胞都有所不同，而免疫系统的一个主要功能就是识别这些区别，并在癌细胞造成更多伤害之前摧毁它们。我们的免疫系统十分擅长此事——我们之所以还没死掉，是因为大部分癌细胞在造成破坏之前就被免疫系统清除了。尽管如此，那些更成功的肿瘤却能够发展出免疫抑制的能力，这会弱化免疫系统对付癌细胞的能力，而且这些肿瘤也会不断演化出新的逃避免疫监视的方式。

捕获癌细胞

在引起癌症的众多病因之中，较为骇人的一类是肿瘤病毒——

1　这个规律也有几个例外，少数癌症也会在人与人之间传播，最知名的一个例子是袋獾面部肿瘤病。

我们知道,病毒往往会通过血液或者性接触传播,它会把自身的遗传物质嵌入人体的基因组里。对细胞来说,病毒基因的入侵往往会带来严重的后果,而肿瘤病毒经常会使得细胞开始迅速增殖——这样,对病毒才有好处。

最近几十年,研究人员才开始从传染性疾病的角度来理解癌症。有多少种癌症是由肿瘤病毒引起的?目前的估计是 15% ~ 20%。也许真实的比例比这更高,但这可能也不是坏事,对免疫学家而言,如果疾病是由病毒引起的,也就意味着可以通过疫苗来预防;实际上,研究人员已经开发出了几种针对肿瘤病毒的疫苗了,比如会引发宫颈癌的人类乳头瘤病毒。未来,是否会出现预防某些癌症的疫苗呢?

治愈癌症

如何治疗癌症,一直都是一个棘手的问题。癌细胞有点像病原体——但是它们跟身体其他细胞的区别微乎其微。抗生素和疫苗对癌症无能为力;除了外科手术,目前主要的治疗手段也就是放射治疗和化学治疗,这两种办法,实际上都是"杀敌一千,自损八百"。另外一个办法是免疫治疗——利用患者自身的免疫系统或者实验室制备的免疫成分来帮助对抗癌症。

免疫疗法实际上早在 19 世纪就出现了——我最初了解到这段历史的时候也有点意外。临床医生威廉·科利（William Coley）观察到，某些引起患者发烧的感染实际上可以帮助治疗癌症。从 1891 年起，他就使用灭活的细菌和细菌毒素的混剂成功地治疗了癌症患者。当时，人们还难以理解，为什么这种办法会奏效（今天我们知道，这种混剂会激活免疫应答，帮助对抗癌症），科利的疗法也遇到了一些质疑。虽然从那之后医生有时也会使用"科利疫苗"或者"科利毒素"，但是科利的免疫疗法逐渐式微，放射疗法成了主流。不过，今天，免疫疗法大有卷土重来之势。

在过去几年，免疫疗法取得了突飞猛进的发展，每周都会成为科学界的头条新闻。目前已有几百个临床试验在进行之中，有些已经走出实验室投入临床使用了。[1] 一些较常规的手段包括强化已有的免疫功能——如果医生认为免疫系统对抗癌症的活力不够强，我们就可以给一些免疫功能"松绑"，解除一些抑制功能。另外一些人则走得更远：在过继性细胞疗法（Adoptive Cell Therapy）中，临床医生从患者体内取出有抗癌能力的 T 细胞，在体外进行增殖，复制出数百万克隆 T 细胞，然后再注射回患者体内。另外一种做法是，从患者体内取出 T 细胞，进行体外克隆的同时向 T 细胞插入新的

1　话音刚落，免疫疗法就获得了 2018 年的诺贝尔医学奖。——译注

基因，增强它们识别、攻击癌细胞的能力。

顺便提一句，"向 T 细胞中插入新的基因"可不是一件简单的事情；这不是机械操作，即使是最小的镊子也不行。我们需要的是分子水平的工具。事实上，有一类天然的东西非常善于向 T 细胞中插入基因，它就是 I 型 HIV 病毒。HIV 病毒本来就能结合在 T 细胞上，把它的基因注入 T 细胞内，并在其中增殖（因此破坏了免疫系统，引起了艾滋病）。研究人员利用的正是这种能力：他们剔除了 HIV 本身的致病基因（我猜想一定非常小心），然后替换上了专门针对癌症的受体基因，继而用这种改造过的病毒感染实验室里培养的 T 细胞——于是，就得到了改造的 T 细胞，然后就可以注射到患者体内了。这就好比借 HIV 病毒的刀来治疗癌症。

还有一种更直接的免疫治疗的方法，那就是直接把抗肿瘤抗体注射到患者体内。为此，你首先要非常确定使用的抗体只是针对癌细胞——如前所述，区分癌细胞与正常细胞往往并不容易。如果这一点做不到，抗体也会对人体正常细胞发起攻击，那么对癌症患者来说无异于雪上加霜。

一个引人入胜的方法是所谓的放射免疫疗法——这是一种放射疗法，而且只用于那些能对放射性响应的肿瘤，但是它同时借鉴了抗体惊人的特异性：它不再让患者全身都接受射线处理，而是把放射性分子结合到针对癌细胞的抗体上，这样，当抗体与癌细胞结合之后，癌细胞就可以接受更多辐射，而身体其余部分受到的影响较小。

此外，还有一些正在临床测试的抗体疗法，也被称为"检查点阻断"疗法（Checkpoint Blockade Therapy）。它并不是针对癌细胞本身，而是调节癌细胞的免疫抑制能力，比如上文提到的可以注射到肿瘤里的抗体。当抗体跟它们的靶标结合之后，癌细胞的某些受体相当于被标记了，于是人体针对它们的免疫攻击就大大加强。2011年，美国食品药品监督管理局通过了伊匹（Ipilimumab）单抗注射液，可用于治疗严重的黑色素瘤转移，从那之后，又有几种新的疗法获得审批通过。

我们正在见证免疫疗法走进临床，成为一种可行的治疗手段；这可能会开启癌症治疗的一个新时代。但是，它仍然处于初级阶段。免疫疗法还算不上是奇迹。首先，它非常昂贵——每位患者的治疗费用高达几万或几十万美元。除此之外，研究人员还无法预测对哪些癌症会有效，以及哪些患者会得益。有些患者对治疗的响应极好——肿瘤在几天或几周之内就会消失，而有些人则完全不理会。免疫疗法也有副作用，有些还非常严重，乃至危及生命——我们下一节里会讨论到，"刺激"或"增强"免疫系统是一项非常难以把握的事情。

"增强免疫力"

某天中午，我去一家面馆吃午饭，从墙角拿了一本杂志翻看。封面很光鲜，是一个面带微笑的人在摆拍瑜伽姿势，杂志里充斥着"超级食物"以及关于"缓解压力"的养生建议。真是瞎掰。再往后翻，是一些所谓的"增强免疫力"的药物广告，我不由得暗暗嘀咕，腹诽不止——而腹诽可不利于缓解压力。让我咬牙切齿的是所谓的"增强免疫力"。

如前所述，"增强免疫力"是一种危险的做法——免疫系统是一个精细调控的机制，它有许多可能出错的地方。你怎么知道自己"增强"的是正确的那一面？你确定你不会"增强"得太多，反而引起了自身免疫疾病？简言之，面对这样一个我们尚未充分理解的免疫系统，你当真放心这边摆弄一下、那边摆弄一下吗？也许你需要做的是努力追求"自然平衡态"，而不是"增强免疫力"——当然，只要你问他们要这样的药，他们肯定也有卖哦。

调节免疫的药物和方法有很多，从常见的抗炎症药物到给器官移植患者使用的免疫抑制剂，或是帮助缓解过敏反应和自身免疫疾病的药物。调节免疫的疗法也有许多，但是癌症免疫治疗的关键在于专门来强化免疫力的一个非常独特的方面，因此免疫治疗针对的也是免疫应答中特殊的要素，比如免疫 T 细胞。即便如此，照样会出问题。关于免疫治疗的临床测试记录表明，有些患者会出现各种严重的副作用。也许最臭名昭著的一个例子，就是 TGN1412 灾难——2006 年，针对单抗的免疫治疗在 6 个健康人身上进行了临床测试，他们在几小时内差点儿丧命。

本章，我们讨论了当前对免疫系统的理解和局限，也讨论了在实际操作中如何干预免疫系统。我们已经来到了人类知识的边界，在此之外则是未曾涉足的疆土，研究人员正跃跃欲试，在新工具、新思想的帮助下探索新知识。

结　语　免疫的未来

我会简短地谈谈未来可能会出现的让我们长生不老的东西。当然，前提是，我们能够活到那一天。挺住。

在 16 岁的时候，我看到了一张图表，至今记忆犹新。它是由一家生物医药公司制作的，在许多生物医药研究机构的走廊里都能看到。它叫作"生物化学通路"，虽然它足足有一米半长，但字迹相当小，因为其中的信息量太大了。该图表试图展示的是人体生物化学的一个横截面。其中有糖、脂类、各种酶和代谢循环等，所有这些通路都用不同颜色的线条表示，彼此交错，贯穿人体，就好像一幅铁轨交通图，或者是某种复杂机器的电路图。从某种意义上说，它的确是的。它是人体的电路图，唯一的区别是其中没有电线。

　　我记得自己站在这张图表前，叹为观止，心里想的是："如果我能把这张表记住，我就知道关于人体的一切了。"不消说，那时的我相当笨。我当时甚至计划每天花 5 分钟时间，一点点地记住图表，但可惜我从来没有付诸实践。后来，在大学里，我学到了许多的关键反应、通路和循环，但是这些都比不上最初见到那张图表时的震撼之感。它最让人印象深刻的是，万事万物的相互联系——许多分子参与了各种代谢过程和代谢反应，并根据人体的需要调整作用、改变位置。

　　今天，如果有人尝试对免疫系统也画这样一张图，传递出免疫系统如何跟身体内外衔接起来，那也会是一张杰作。不过，我很清楚，这幅图画并不完备，实际上，还有许多尚未明了的线索有待完善。

预言是一个危险的游戏。在本书提到的所有开放性结尾中，有一些很快会带来有趣或有用的结果，其他一些则可能乏善可陈。那些我们今天认为是真的甚至是不言自明的事情，可能会被证明是错误的。相对而言，我们对免疫系统的理解还处于初级阶段——虽然我们已经知道不少了，但是还远远不够。在阅读免疫学教科书的过程中，我深深体会到了这个领域发展之迅猛——5年前的许多论点今天来看就已经落伍了。

回顾这个领域的历史的时候，我们也会发现，随着时间推移，它的焦点实际上在不断扩大：一开始，免疫学完全是围绕着抗体展开的，然后，淋巴细胞登上了舞台，再后来，先天免疫系统逐渐引起了我们的注意。另外一个随着时间推移而不断发展的变量是联系的紧密程度，我们现在知道了，或者说开始体会到了，免疫系统各个组成部分之间的调控关系——各个组成部分本身也是一个系统——而且，免疫系统还跟系统之外的成分也有关联。

在本书最后这一章，我打算谈谈这些外部关联。目前，这部分内容还算不上是严谨的知识，充其量只是一些松散的线索，但这些线索暗示了免疫系统跟身体其他部分的关联。

未来一瞥

我一直都觉得所谓的"膳食纤维"怪怪的，因为你的身体并不消化它。虽然你仍然大快朵颐之，但它们却只是从你的胃肠道里路过。整个过程似乎毫无意义。为什么身体在乎它呢？为什么我们需要不断提醒自己，需要摄入大量不能消化的膳食纤维呢？

当你从演化的视角来看的时候，这个过程的意义马上就明显了。人类的消化系统一直都需要处理纤维。在人类及其祖先漫长的演化历史中，我们吃的大多数食物——植物、蔬菜、谷物、水果——都含有大量无法消化的东西，如果我们想要生存下来，就必须这么吃。人类直到几十年前才开始摄入大量的加工食品（其中没有或者只有很少的膳食纤维），但是，我们的肠道还没改变——它们在过去几十万年里适应了特定的食物，形成了自己的工作机制。如果你突然减少了消化系统每天处理的食物量，这可能就会出问题。[1]因此，为了补偿现代社会中的加工食品（其中没有或者只有很少的膳食纤维）——我们就必须主动摄入许多无法消化的纤维。

不过，膳食纤维还不只跟食物量有关。膳食纤维还有一些更有趣的功能，比如降低胆固醇，但它的一个主要功能是影响我们的肠

1　如果你还年轻，不知道我说的是什么问题。别着急，过几年你就知道了。

道微生物菌群，它们会利用这些膳食纤维。我们摄入的纤维量会显著影响这些跟我们共同演化了这么多年的微生物，而它们，又会反过来影响我们的健康。

我们肠道里的微生物，正如其他地方的微生物一样，也在不停地竞争资源。当我们改变摄入食物的组成时，比如高脂肪、高糖、低纤维，我们也会改变我们肠道菌群的组成。肠道内的土著菌群数量会减少，而那些更善于利用脂肪和糖的微生物种类会增加。

在过去几年，研究人员发现，这种失衡会显著影响我们的免疫系统。一系列的研究论文表明，一份良好的饮食，高纤维、低脂肪，会对免疫系统的各种状况都有明显的保护作用，特别是能缓解自身免疫病和炎症综合征。现在，人们开始认识到，在过去几十年里西方社会中日益普遍的自身免疫疾病——I 型糖尿病、关节炎、多发性硬化症——可能跟低纤维、高脂肪饮食和肠道菌群失调的相关性更大（第一章里我提到过），而跟清洁的相关性较小（当然后者可能跟过敏的增多也有关）。

除了跟肠道菌群的关系，免疫系统跟我们的代谢也有千丝万缕的关系。人体内的生物化学过程跟免疫应答会通过许多途径相互影响，而我们对此才刚刚了解了皮毛。因此，免疫学家和微生物学家现在开始学习人类代谢和营养方面的知识，或求助于这方面的专家。他们正携手探索这些因素之间的关联，因为这塑造了我们的健康。

这类研究的美妙之处在于，它推荐的药材往往是天然的，比如从树上摘的，或者从地里挖的，然后直接在市场上出售。美国现在有一个正在运行中的项目叫作"果蔬食疗计划"（FVRx），就是要把这种健康饮食的理念落到实处。它不仅通过常见的方法来教育公众、鼓励他们吃得更健康，而且让医生真的开出处方，患者去当地的集市上领取水果和蔬菜。乍一看，他们似乎有些反应过度了，但是回头想想，如果我是一个家长，没有很多时间和金钱来照顾患有肥胖症的孩子，在快餐食品唾手可得的情况下，有这样鼓励我摄入健康食物的奖励机制诚然是好事。

你能治疗一颗受伤的心吗？

在墨尔本的莫纳什大学，有一个澳大利亚国立再生医学研究所（Australian Regenerative Medicine Institute），那里的研究人员正在仔细研究美西蝾螈的免疫系统。

美西蝾螈这种生物有点奇怪：它们看起来像是长了腿的鱼，体色苍白，面带微笑，很有时尚感。事实上，它们是两栖动物，是一种水生蝾螈。蝾螈的再生能力非常强——它们能够再生任何受伤的身体部位——而且看起来，蝾螈的免疫系统跟再生过程也有关。人类的再生能力则很差——我们只能重新长出来皮肤、肠道内壁和血细胞，的确让人失望。蝾螈几乎可以重新长出来一切器官，它根本没有伤疤，全身都可以被替换。很有可能，在我们的祖先还是类似两栖动物的时候，它们也有这种再生能力。那么，这种再生能力的消失是偶然，还是出于什么原因？我们是否能够重新具备这种能力？

在动物界中，具备再生能力的可不只是两栖动物。有一种哺乳动物，一种叫作非洲刺毛鼠的小型啮齿类动物，也具备一定程度的再生能力。新生的小鼠，如果心脏被切除了一部分，伤口会凝结、成疤——然后疤痕消失，心脏恢复如初；但是，几天大的小鼠就没有这种能力了。人类受伤后结疤的过程是否能被改变，也变成这样呢？也许我们暂时还无法再生出被切断的手指，但是如果能够恢复心脏或肝脏上的疤痕也是不小的进步呢。

澳大利亚再生医学研究所的研究人员，在纳迪亚·罗森塔尔（Nadia Rosenthal）的带领之下，提出了一种新的观点：再生也许不是单个组织或器官的功能，而是整个身体的一般特征。如果是这样，我们就可以对身体进行这样或那样的改造，我们也许就可以完全终止伤疤形成的过程，并开启修复身体其他部位的大门。最近的一篇论文表明，当你剔除了美西蝾螈体内的巨噬细胞，它就失去了再生能力，而且开始出现伤疤，这暗示着也许在美西蝾螈体内，巨噬细胞参与了再生过程（可能是分泌了某种调控因子）。

宾夕法尼亚大学进行的另外一项研究表明，有一种T细胞亚型，γδ-T细胞，可以分泌一种叫作 Fgf9 的信号分子，后者可以在皮肤细胞受损的时候刺激毛囊腺的发育，同时不会促进伤疤的形成。那么，免疫系统在再生过程中扮演了什么角色？我们如何提高人体本身的再生能力？让我们拭目以待。

分子综合论

多年前，我打过一份夏季短工：给一群 9 岁大的孩子参加的夏令营做驻营医生。一天，有个孩子跑来找我，问我是否能给他一点晕车药。因为他们第二天要坐长途巴士去另一个城市，而这个男孩即使每次坐短途车都会晕得一塌糊涂（后来我跟他的指导老师确认了这个事实，他们当时都被他晕车的样子吓得脸色苍白）。第二天要在车上坐长达 5 个小时？简直无法想象。我能不能帮帮他呢？

我并没有任何治疗晕车的药（我们医药箱里的药实在少得可怜），实际上帮不上他什么，但是看到他焦灼的眼神，我想到了一个办法。我把他叫到旁边，悄悄地告诉他，我其实有一种很厉害的药，我可以给他，但是他必须一字不落地按照我的指示去做，而且不能告诉任何人。于是，我给了他一粒无毒无害无营养的抗胃酸药片，然后跟他仔细描述了服药细节（我告诉他要快速吞下去，希望这样他就不会尝到药的味道），然后向他眨了眨眼，他就离开了。

第二天，他兴高采烈地找到我。药真的管用！非常有效！他一点也没难受！他甚至感到了一点我描述的副作用（都是我胡诌出来的）！在夏令营结束的那天，我又遇到了他。他拉着他父母的手穿过草坪来找我，请我写下药的名字，这样他以后也许用得着。

我还能怎么办呢？我在一张纸片上写下了三个字"安慰剂"，递给他，然后就道别了。心里想，最好以后再也不会遇到他了，否则我真是无地自容。

安慰剂效应也许最能彰显免疫系统与身体其他系统的复杂联系了。当人相信他们在接受治疗时，身体就会感到更好。[1] 因此，任何药物或其他治疗开展临床测试时，都要进行烦琐的双盲对照实验，来消除安慰剂效应。

关于免疫的书籍和论文里提到了人体的许多免疫器官，大脑却很少被提及。

事实上，现在有一个全新的领域来探讨免疫系统如何影响了神经系统，即感染和炎症如何在生理层面影响了大脑。长久以来，

1　更令人费解的是，最近的研究表明，即使病人知道他们摄入的是安慰剂，安慰剂效应仍然存在。

科学家们一直认为，大脑就像眼睛和胎盘，是免疫的特区。这些地方一旦出现炎症后果就格外严重，因此它们就演化出了一系列的机制来保护它们不发生炎症。甚至还有人认为，这些免疫特区跟外界和免疫系统被物理隔离开来，免疫细胞无法进入这些特区，也无法攻击外来抗原或者引发炎症，但现在我们知道，情况并非如此。

之前，人们一直认为，血脑屏障可以阻止感染性病原体通过血液进入大脑，因为它可以把免疫系统隔离在大脑之外。不过，在过去的15年里，我们逐渐认识到，免疫系统不仅跟大脑有相互作用，而且大脑内有一类小神经胶质细胞，它们其实也是一种巨噬细胞，可以保护大脑不受感染，清除细胞残骸并促进神经修复。不过，它们可能也参与了阿尔茨海默病的发作。

许多之前被认为只有免疫功能的蛋白质，现在人们知道它们还有新的功能：调节突触形成，在大脑早期发育过程中进行修饰。研究人员现在推测，这些蛋白质一旦功能失调，可能会导致自闭症和精神分裂症。这些疾病是否是由免疫缺陷引起的呢？

当然，情况不会这么简单。很久以来，人们就知道我们的感觉、感知和思考会对免疫功能产生显著的影响。而我们在进行感觉、感知和思考的时候，都离不开神经系统和大脑。

显然，感觉和内部刺激会改变我们的生理指标——即使是简单地坐着看电影也会引起各种荷尔蒙飙升、血流加速。[1] 最近有证据表明，这些刺激对我们的免疫系统也有显著的影响。那些长期承受精神压力或抑郁的人的确更经常生病。

当然，反之亦然：我们生病的时候，感觉也会不同。即使睡眠充足、吃得饱饱的，我们可能也会感到疲倦、虚弱、易怒。我们身体的能量资源可能没有被耗尽，但是我们仍然希望躺下来休息。这是免疫系统向我们发出的信号：它需要更多资源，希望我们好好待在床上（这样就不会感染别人，也不会被别人感染），直到身体恢复。

更多发现：痛觉的神经受体识别危险的方式，与免疫系统识别危险的方式是一样的，而且前者会跟免疫系统的反应相互协调，在身体真正发起免疫应答之前就开始强化炎症反应了——换言之，神经系统会感知到痛觉和危险的来临，并机警地调整身体，做好应对。

此外还有：目前发现，迷走神经跟免疫系统有直接的接触；神经炎症会引起细胞因子的分泌，后者会进入血液；免疫系统的成分也会受到神经信号（比如荷尔蒙、神经递质和细胞因子）的控制；

1　不消说，何种荷尔蒙飙升、哪里的血流加速，取决于观看的是何种类型的电影。

压力可能会加重哮喘；良好的睡眠有助于提高免疫力，睡眠不足的动物免疫细胞更少；大脑的免疫行为异常会助长药物成瘾。

还有更多！免疫系统受损的小鼠，学习能力也大打折扣。重要的神经递质：多巴胺可以直接调控调节性 T 细胞的行为。

如是云云。

所有这些证据综合到一起，呈现出的就是关于人体的整体画面。显然，免疫系统有不同于身体其他器官的通信网络；它利用了许多相同的分子信号——荷尔蒙、细胞因子，等等——这些信号也会被身体的其他系统利用。实际上，这是整个身体应对不同情况时相互协调沟通的一部分。如果说这个论断听起来有点像是新世纪思潮（New Age），这是因为它的确有点儿像。现在，研究人员正在从分子水平尝试着理解正念、运动、冥想等行为对健康的益处。

再议免疫

如果有人认为免疫系统是一个独立的、分离的系统，那么，也许可以说，这种观点有点误导人。在某些情况下，更准确的说法是"神经－免疫系统"，甚至是"神经－免疫－内分泌系统"。当我们在讨论思绪、感情以及它们如何影响我们时，我们其实在讨论的是"心理神经免疫学"（Psycho Neuro Immunology）。这个名词听起来就很复杂，但科学家现在已经小心翼翼地向密林深处前进了。

当然，像任何其他的通信网络一样，它也可能被黑客攻击。我在第三章里提到过，病原体也可以劫持这个网络（下一节里还会提到）。鉴于目前人们越来越认识到，抽象的心智观念不过是人类大脑这个物理实体内所发生的一切，而且，人类的大脑也不是在真空中运转的，而是受到了无数因素的影响，可以推测，许多我们今天认为是"精神疾病"的症状，在未来可能会发现是由感染或者免疫失调导致的。但这一天什么时候到来，尚难预料。

在本书里，说起免疫系统的时候，我不断用到一些谈论心智才用到的词汇，比如免疫系统能够"记忆""感知""决定""反应""交流"，还有免疫"自我"。免疫网络经常跟神经网络相提并论，人们也会对比它们的组织逻辑和发育过程。这些词语只是巧合的隐喻吗？抑或它们反映出网络的某些共性？我们是否有必要谈谈"免疫认知"（Immune Cognition），即用理解大脑的方式来理解免疫系统？

关于免疫认知，目前有几个有趣的想法，其中一个认为，免疫系统对世界的"感知"并不是清晰明确的或者由遗传决定的，而是非常动态的，视具体情形而定。这种观点认为，免疫系统有点儿像大脑，它并不是从一开始就知道世界上都有什么东西，它必须不断学习。

框架之外

作为一名微生物学者，也许，我倾向于从微生物的视角来打量一切，但是，我的确相信微生物在未来的免疫学里会扮演更重要的角色。我们现在知道细菌可以分泌类似荷尔蒙的分子来调节免疫系统，而寄生性蠕虫更长于此道。

免疫系统与肠道微生物的相互作用，是本书中多次出现的主题。现在，我们知道，微生物和蠕虫也参与了荷尔蒙－免疫－神经对话。尽管如此，在目前，它们仍然有着清晰的划分——身体是一回事（自我），"微生物和蠕虫"则是另一回事（非我），虽然所有这一切都紧紧地挨在一起生活。

通过释放荷尔蒙，肠道微生物也许会以我们意想不到的方式影响我们，同时在身体和心智水平带来系统的影响。它们会影响婴儿期的大脑发育，改变大脑内的生物化学成分，从而可能影响一生的情绪反应。也有可能，儿童大脑发育的过程——他们的认知和情绪特征——也会受到肠道微生物的影响，在这种情况下，过于干净的环境也就意味着贫瘠的肠道。在莫塞利·施赫特（Moselio Schaechter）的博客《秋毫》（Small Things Considered）上，微生物学家弥迦书·马纳里（Micah Manary）甚至猜想，现代社会中的认知失调，比如自闭症和注意力缺陷过动障碍（ADHD）"可能是由于环境过于干净导致的，而不是因为父母教育的问题或者未知的神经毒素"。目前，已经有小鼠研究表明，肠道微生物的变化可能会影响冒险行为。许多精神病医生不大欢迎微生物学家进入神经健康的领域，但是现在已经有医生认真地对待肠道与大脑的联结，向一些强迫症（OCD）患者开的药里就包括益生菌。

当然，这些也可能只是跟风炒作，过眼烟云，但是回顾生物学的历史不难发现，微生物往往会以我们预料不到的方式影响我们的生活——因此，我也不能排除这种可能性。

框架之内

请允许我再分享最后一个观察：最近，微生物学家开始把焦点转向了我们的生活环境——我说的不是"热带"或者"沙漠"，而是我们日常生活所接触的环境。我们大多数时间几乎都待在封闭的空间内——家里、办公室、汽车、火车、飞机上——这些地方的微生物生态与墙外的世界截然不同。

现在，我们都生活在同质化的室内环境里，并习以为常，而且我们认为，室内环境健康、干净，可以精细调控，但是环境微生物学家开始发现，人类过去一直生活在野外，直到最近才开始接触这些"室内"的东西，我们的身体可能需要接触户外的微生物群落，没有人工排风系统或者室内地毯的隔离，到处是不同的生态位和形形色色的微生物。

为我们盖房子和工作场所的人考虑过人体工程学、通风、气温、安全、美学、电缆铺设，以及其他各种因素。目前，他们还没有考虑过微生物多样性。空气就是空气，还有什么东西吗？现在我们知道，还有很多。室内空气里主要是我们带来的微生物，这也就相当于我们生活在自己菌群的空气里。而室外空气里的微生物，跟我现在吸进的微生物截然不同……等一等，我打开窗户……啊，现在好多了。也许我们需要定时接触一定剂量的土壤或者空气里的微生物，以免来自人体的微生物一支独大。许多关注健康的人士声称，在自然环境（比如森林和花园）中漫步有益身心健康——部分原因可能正是源于此。在日语里甚至有一个专门的名词来描述这种做法。

现在，所有这些问题都可能通过最新的高通量环境 DNA 测序技术来研究，所以，请拭目以待。

说到这里，本书就结束了。感谢您的阅读。现在，为什么不到外面逛逛呢？

致　谢

　　本书的写作，获得了澳大利亚政府通过澳大利亚艺术委员会（Australia Council for the Arts）的资助，我对此深表感谢。我还要感谢澳大利亚皇家研究所（Royal Institute of Australia），他们把我吸纳到了自由发展科学名单（Free Range Science roster），我倍感荣幸。

　　感谢亨利·罗森布鲁姆（Henry Rosenbloom）和 Scribe 出版社的全体工作人员，在过去的两年里，他们对我表示出了极大的耐心和善意，虽然这两年里我一再地错过了截止日期，并一再道歉。我保证以后再也不这样了。感谢我的出版经理，克莱尔·福斯特（Clare Forster），她出色地完成了她的工作。

　　感谢史考特·斯坦斯马（Scott Steensma）和科比·本－巴拉克（Koby Ben-Barak），特别要感谢迈克尔·布兰德（Michael Brand），他慷慨地抽出时间来阅读书稿，提出了许多宝贵意见。感谢沙龙·布兰斯堡－扎巴里（Sharron Bransburg-Zabary）博士分享她对免疫和母乳喂养的见解。感谢澳大利亚国立大学约翰·柯廷医学研究院（ANU John Curtin School of Medical Research）的卡洛拉·维努萨（Carola Vinuesa）教授和沃尔特和伊莱扎·霍尔研究所（Walter and Eliza Hall

Institute）的艾米莉·埃里克森（Emily Eriksson）博士，他们与我素昧平生，却通读了书稿，提出了精彩的反馈，纠正了多处错误，并指出了我忽视的研究。我要感谢戴维·戈尔丁（David Golding），他以熟练的手法、良好的脾气编辑了本书，他对免疫学词汇的掌握要比我扎实得多。

尽管有上述这些精彩的努力，本书无疑免不了错误，对此我自己负责。

特别感谢我第一本书的读者们，他们抽出时间给我留言。这对我的帮助超出你们的想象。墨尔本大学学者写作中心（Melbourne University Writing Center for Scholars）和他们的主任，西蒙·克莱斯（Simon Clews），是我走上写作道路的介绍人，对他我深表感谢。感谢保罗·格里菲斯（Paul Griffiths）教授的理解，感谢约翰·S. 威尔金斯（John S. Wilkins）的友谊和智慧，感谢艾利克斯·巴哈尔－弗西斯（Alex Bachar-Fuchs）、莫迪·贾迪什（Motti Gadish）和克里斯汀·莫勒－萨克森（Kristen Moeller-Saxone）的牵线搭桥。

最后，感谢我的妻子，塔玛（Tamar），你是我的力量、指引和智慧的源泉——是我尚未被描述的免疫力。

术语表

A

艾滋病，或获得性免疫缺陷综合征：一种由 I 型 HIV 病毒导致的传染性疾病。该病毒会感染免疫系统的 T 细胞，导致身体容易被其他致病菌感染。

B

B 细胞或 B 淋巴细胞：适应性免疫系统中的一类细胞，其主要功能是产生抗体。

病毒：一类传染性病原体，由遗传物质（DNA 或 RNA）和蛋白外壳组成。

病原体：会引起疾病的微生物。

补体系统：一类蛋白分子，协同起来对抗病原体。这些蛋白质会覆盖到病原体的表面，或者直接杀死病原体，或者向吞噬细胞发出信号由后者摧毁病原体。

C

次级免疫应答：一类迅速、特异、强大的适应性免疫应答，在免疫系统遇到之前遭遇过的病原体时会发生。

重组：基因组把某些基因片段重新排列的过程。

D

DNA：它是绝大多数生物体内遗传信息的主要物质载体。

单克隆抗体：由单一细胞系（往往是人工制备的杂交瘤细胞）产生的完全一致的抗体。

多肽：小的蛋白片段，基本单元是氨基酸。

F

辅助性 T 细胞：一类调节性 T 细胞，多分布在受病毒感染的体细胞表面，它可以激活 B 细胞和杀伤性 T 细胞。

G

共生菌、共生微生物：在宿主体内和体表生存并且对宿主的生存不造成危害的微生物。

古生菌：一类单核微生物，不同于细菌；属于真细菌域。

J

基因：遗传的基本单位；一段编码蛋白质或 RNA 分子的遗传物质（通常是 DNA）。

记忆 T 细胞：能够"记住"之前经历过的感染的 T 细胞，当再次遇到同样的病原体时，会快速发起免疫应答。

巨噬细胞：一类较大的吞噬细胞。

菌群：见共生微生物。

K

抗体：B 细胞产生的一种蛋白分子，可以特异性地结合抗原。

抗原：一切可以诱发身体免疫应答（特别是形成抗体）的外源物质。

抗原呈递细胞：一类免疫细胞，它们会处理抗原，并把抗原分子展示在它们表面，（跟共刺激性主要组织相容性复合体分子一道）激发 T 细胞反应。

抗原决定簇：抗原表面被抗原识别细胞或抗体识别的位点。

克隆：产生出同样生物体拷贝的过程。

L

淋巴结：淋巴系统内的小器官，其中含有许多免疫细胞。淋巴结是许多淋巴细胞与外界物质相遇的地方。

淋巴系统：在人体内运输淋巴液的全部管道。

淋巴细胞：淋巴内的一类免疫细胞，大体可以分为三类：T 细胞、B 细胞和自然杀伤细胞。

淋巴液：含有淋巴细胞的一种体液，在全身循环流动，经过淋巴系统进入血液循环。

M

酶：具有催化生物化学反应能力的一类蛋白质。

免疫接种：向身体引入外源物质从而激活免疫应答的实践活动，目的是形成免疫记忆，从而抵御未来可能出现的病原体。

免疫疗法：通过激活免疫应答来治疗疾病的临床实践。

免疫耐受：免疫系统对外界物质不做出反应的状态。

免疫特区：身体内某些部位对外界物质表现出免疫耐受的状态，而这种状态在其他部位则不会出现。

N

黏膜免疫系统：分布在人体黏膜覆盖的表面下方的免疫成分，包括胃肠道、泪道、唾液分泌管、呼吸道、泌尿道和乳腺黏膜内的淋巴组织。

R

RNA：核糖核酸；在细胞内有多种类型的 RNA，它们执行了许多关键的功能，跟遗传信息的表达、翻译、调控密切相关。

溶酶体：细胞内的一种细胞器，它含有许多酶类，可以降解、消化生物分子。

蠕虫：一类寄生性蠕虫状真核生物虫，包括吸虫、钩虫和线虫。

弱化：病原体毒性的降低，可能是自然发生，也可能是为了制造疫苗人为做出的改变。

S

杀伤性 T 细胞：一类 T 细胞，可以杀死其他细胞。

上皮细胞：组成身体内外表面的一层细胞。

适应性免疫系统：能够向感染源发起抗原特异性反应的免疫细胞组成的网络。

噬菌体：可以感染细菌的病毒。

受体：细胞表面或内部能够与化学信号分子特异性地结合的分子。

树突细胞：一类重要的免疫细胞。树突细胞是一种吞噬细胞，对于调控免疫应答很重要。

T

Toll 样受体：先天免疫系统内的一类蛋白，可以识别病原体相关分子模式，从而使得免疫系统对入侵的病原体迅速有力地做出应对。

T 细胞或 T 淋巴细胞：源于胸腺的一类免疫细胞，属于适应性免疫系统。T 细胞有许多亚型，执行许多不同的功能。目前探明的两种主要的 T 细胞类型包括杀伤性 T 细胞（其功能是摧毁其他细胞）和辅助性 T 细胞（其功能是识别被病毒感染的细胞表面的抗原，并刺激 B 细胞分泌抗体）。

天然杀伤细胞：一类淋巴细胞，可以摧毁体内被病毒感染的细胞。

调节性 T 细胞：可以调控免疫应答和免疫细胞数量的一类 T 细胞。

吞噬细胞：能吞噬并消化有害细胞、颗粒或死亡细胞的一类免疫细胞。

W

危险模型：免疫学的一种理论模型，它提出免疫系统能够区分危险信号与非危险信号，这不同于目前免疫学主流的"自我与非我"模型。

卫生假说：1989 年提出的一个理论，它认为现代社会里，人们跟微生物接触的机会减少，这造成日益增多的过敏和自身免疫病。

X

行为免疫系统：旨在避免疾病的各种心理行为。

细胞因子：细胞之间传递信号的蛋白质分子。

细菌：一类单细胞生物，没有细胞壁和细胞核；属于真细菌域。

先天免疫系统，或内在免疫系统：人体先天的、大体上是非特异性的免疫防御机制。先天免疫系统包括免疫细胞、抗细菌分子，以及物理屏障。它不具备免疫记忆的能力。

效应体：通过跟其他细胞结合而调控后者功能的分子或细胞。

信使 RNA：DNA 基因的一段拷贝，包含了编码蛋白质的指令。

胸腺：胸腔上方的一个主要的淋巴器官，T 细胞在此产生并成熟。

Y

炎症反应：身体对外源物质的反应。体液、细胞、蛋白质在感染或受伤部位聚集，引起局部肿痛、变红、发热并暂时失去功能。

移动遗传元件：可以在基因组内或基因组间跳跃的 DNA 或 RNA 序列。移动遗传元件包括质粒、转座子、反转座子和噬菌体元件。

抑制性 RNA：一类 RNA 分子，通过跟另一个 RNA 分子结合从而调控（往往是抑制）后者的功能。

幼稚态：尚未接触过抗原的免疫细胞或免疫系统。

原生生物：一类真核的单细胞生物，属于原生生物界。比较为人所知的包括变形虫、鞭毛虫和纤毛虫。

Z

杂交瘤细胞：在实验室里通过融合淋巴细胞和癌细胞制造出的一种细胞类型，可以产生专一性的单克隆抗体分子。

造血干细胞：骨髓中的一类细胞，可以分化成各种血细胞。

真核生物：一切细胞内含有细胞核结构的生物体。

脂多糖：一类含有糖和脂肪酸的脂类分子，多见于细菌的细胞膜表面。会激活吞噬细胞的 Toll 样受体。

主要组织相容性复合体：体细胞表面的一类分子，它们从细胞内部抓取分子，将其展示到表面，这样免疫细胞就可以识别这些分子，并做出反应。

自身抗原：来自身体内部的抗原分子。

自身免疫综合征：由于适应性免疫系统对自身抗原发起免疫应答而引起的症状。

拓展阅读

在本书的写作过程中，我引用了大量科学文献和科学著作，限于篇幅，此处就不一一列举了。关于其中比较重要的一些，我做了一份 12 页的参考文献，如果你感兴趣，可以给我发邮件，idan.smallwonders@gmail.com。

关于免疫学，市面上有许多精彩的教科书，我个人较偏爱的是《詹韦免疫学》（*Janeway's Immunobiology*），现在已经出到第九版了，作者是肯尼斯·墨菲（Kenneth Murphy）和凯西·韦弗（Casey Weaver）。

免疫学的历史和免疫学基本主题的流变，都是非常精彩的课题，限于能力，无法详述。《免疫学历史图鉴》（*Historical Atlas of Immunology*）是关于免疫学历史的很不错的入门书，作者是朱利叶斯·M. 科鲁兹（Julius M. Cruze）和罗伯特·E. 刘易斯（Robert E. Lewis）。读者如有兴趣探索有关免疫学的思想与辩论，我推荐阿瑟·M. 希尔福斯坦（Arthur M. Silverstein）的《免疫学史（第二版）》（*A History of Immunology* [*second edition*]），以及阿尔弗雷德·I. 陶伯（Alfred I. Tauber）、斯科特·波多尔斯基（Scott Podolsky）和哈姆克·卡明加（Harmke Kamminga）的著作。如果你对免疫学和身体其他部位有关战争的隐喻感兴趣，请参阅艾米丽·马丁（Emily Martin）的《灵活的身体》（*Flexible Bodies*）一书。本书提到的许多免疫学家都有传记可供阅读。关于疫苗开拓者莫里斯·希尔曼（Maurice Hilleman）的故事，可参阅保罗·奥菲特（Paul Offit）的《接种疫苗：他如何只身征服了世界上最致命的疾病》（*Vaccinated: one man's quest to defeat the world's deadliest diseases*）。

罗伯·唐恩（Rob Dunn）的《远离野蛮的身体》（*The Wild Life of Our Bodies*），生动有趣地探讨了人体与体内其他生物的复杂关系。卡尔·齐默（Carl Zimmer）的《寄生国王》（*Parasite Rex*）记录了一段寄生虫之旅。马丁·J. 布雷泽（Martin J. Blaser）的《消失的微生物》（*Missing Microbes*）探讨了人类滥用抗生素的后果。丹尼尔·M. 戴维斯（Daniel M. Davis）的《兼容基因》（*The Compatible Gene*）讨论了免疫相容性以及它对我们的生活、我们的共性与不同、我们的历史与行为的重要意义。

最后，我要特别指出，本书第三章里关于行为免疫的部分，重点参考了本杰明·帕克（Benjamin Parker）等人于 2011 年 5 月发表在《生态与进化趋势》（*Trends in Ecology and Evolution*）杂志上的论文，题为《演化框架中的非免疫防御》（Non-immunological Defence in an Evolutionary Framework）。

译者致谢

书稿本来是按 2014 年 Scribe 版的英文译出，后来作者 Idan 慷慨分享了他为 2018 年新版做的修订，于是我也更新了译稿。

书稿译完，武汉大学的孙慧教授和中国科学院武汉病毒所的鄢慧民研究员，通读了译稿，提出了许多中肯的修订和注释。康奈尔大学的司源博士也贡献了不少建议，让译稿更为流畅，特表感谢。

尤其感谢倪加加博士细致认真的审校工作，得益于他敏锐的汉语语感和养育两个娃儿的经验，译稿的质量又上了一个台阶。

译书本是一件甘苦自知的事情，能得到同行的点评与切磋，我深感幸运。与同道者共事，不亦乐乎？读者若有批评指正或问题交流，欢迎邮件联系：biofuhe@gmail.com。

傅贺

2019 年 1 月于美国雅典

图书在版编目（CIP）数据

我们为什么还没有死掉：免疫系统漫游指南 / （澳）伊丹·本 - 巴拉克（Idan Ben-Barak）著；傅贺译 . -- 重庆：重庆大学出版社，2020.1（2020.4 重印）

书名原文：Why Aren't We Dead Yet?：the curious person's guide to the immune system

ISBN 978-7-5689-1754-4

Ⅰ . ①我… Ⅱ . ①伊… ②傅… Ⅲ . ①免疫性疾病—普及读物 Ⅳ . ① R593-49

中国版本图书馆 CIP 数据核字（2019）第 189637 号

我们为什么还没有死掉：免疫系统漫游指南

WOMEN WEISHENME HAI MEIYOU SIDIAO: MIANYIXITONG MANYOU ZHINAN

[澳] 伊丹·本 - 巴拉克 (Idan Ben-Barak)　著

傅　贺　译

倪加加　校

责任编辑　姚　颖
责任校对　邬小梅
责任印制　张　策
装帧设计　周伟伟
内文制作　常　亭

重庆大学出版社出版发行

出版人　饶帮华

社址　（401331）重庆市沙坪坝区大学城西路 21 号

网址　http://www.cqup.com.cn

印刷　重庆俊蒲印务有限公司

开本：787mm×1092mm　1/32　印张：6.75　字数：135千

2020年1月第1版　2020年4月第4次印刷

ISBN 978-7-5689-1754-4　　定价：49.00元

版贸核渝字（2018）第232号